AF602704

REVUE RÉTROSPECTIVE

DES

CAS JUDICIAIRES

QUI ONT NÉCESSITÉ L'INTERVENTION DES MÉDECINS DANS L'ARRONDISSEMENT DE METZ,

PAR

MM. ISNARD ET S. DIEU,

DOCTEURS EN MÉDECINE DE LA FACULTÉ DE PARIS, PROFESSEURS A L'HÔPITAL MILITAIRE D'INSTRUCTION DE METZ, MEMBRES DE LA SOCIÉTÉ DES SCIENCES MÉDICALES DE LA MOSELLE.

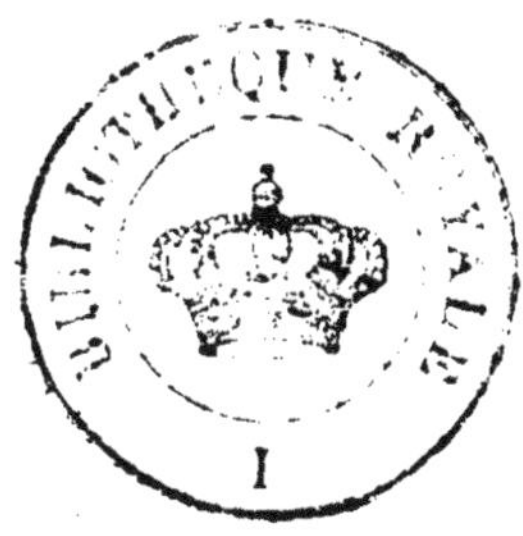

PARIS,

VICTOR MASSON,

LIBRAIRE DES SOCIÉTÉS SAVANTES, PRÈS LE MINISTÈRE DE L'INSTRUCTION PUBLIQUE,

1, place de l'École-de-Médecine.

MÊME MAISON, CHEZ L. MICHELSEN, A LEIPSIG.

1847.

METZ. — IMPRIMERIE DE VERRONNAIS.

REVUE RÉTROSPECTIVE

DES

CAS JUDICIAIRES.

L'année qui vient de s'écouler, a offert à notre observation, plusieurs cas fort intéressants de médecine légale. Nous avons eu d'abord le projet de les publier successivement dans les journaux scientifiques; mais, la Société savante à laquelle nous avons l'honneur d'appartenir, ayant quelque droit à réclamer la communication des travaux de ses membres, nous avons pensé qu'il était convenable de soumettre à l'appréciation de nos collègues, un travail d'ensemble sur ces faits de médecine judiciaire, ainsi que les considérations générales qu'ils nous ont suggérées; c'est ce qui nous a déterminés à solliciter de la

Société des sciences médicales de la Moselle, son approbation pour l'intention qui a dicté notre travail, et son indulgence pour le travail en lui-même.

En discutant les questions soulevées par le fond même de nos rapports, et par leur examen critique, nous avons pensé qu'il s'y rattachait, au point de vue scientifique, un certain intérêt général et de localité. Mais nous avons aussi senti, combien étaient importantes les fonctions du médecin légiste, et nous avons dû nous demander souvent, ce qu'est la médecine légale, comment elle doit être comprise, qu'elles doivent être les qualités du médecin légiste, quelles sont parfois les conséquences d'une expertise médico-légale. Enfin, en considérant toutes les difficultés à vaincre, la responsabilité immense qui pèse sur le médecin dont les magistrats invoquent les lumières; nous avons dû nous demander surtout, si ce que nous avions fait, était bien, si nous n'avions pas trop présumé de nos forces, en acceptant le mandat qui nous était confié. Aussi, n'est-ce point une communication stérile que nous venons vous faire, c'est votre adhésion que nous venons réclamer; comme autrefois, les experts ne manquaient jamais de soumettre les décisions qu'ils avaient prises, dans les affaires capitales, à la censure des universités.

S'il nous arrive, dans le cours de ce travail, de nous livrer à des considérations générales sur la pratique de cette science, en nous permettant parfois, de donner quelques conseils dont l'expérience nous a démontré l'utilité; si nous exprimons des vœux, pour que l'exercice de la médecine légale soit entourée de plus de garanties, c'est parce que nous avons compris combien est grande la responsabilité du médecin, combien d'écueils il doit éviter, et combien ses connaissances doivent être variées et positives, sa manière de raisonner juste; puisque c'est toujours l'induction, c'est-à-dire, la voie qui conduit d'un fait à ses conséquences, qui dicte ses conclusions.

Si, en regard de toutes ces exigences, nous avons eu le courage d'accepter le mandat de médecin légiste, nous nous empressons de le dire ici, c'est surtout en vue des avantages scientifiques que nous devions y trouver; notre espoir n'a point été déçu. Si nous n'avons pas reculé devant cette pénible tâche, c'est parce que nous avions la ferme volonté de nous éclairer au flambeau de l'expérience, et parce que nous étions fermement décidés à ne jamais nous permettre de résoudre la question la plus simple, sans en avoir préalablement étudié, pesé, discuté tous les éléments.

En médecine légale, comme en toute autre science, on peut toujours s'arrêter à temps, et ne conclure que lorsqu'on est sûr d'être dans la bonne voie. C'est là surtout qu'est l'écueil, c'est alors qu'il faut posséder un jugement droit, et savoir faire abnégation de tout amour-propre, pour rester dans le doute, au besoin. Avec de l'expérience, le médecin légiste résoudra des questions difficiles, qui eussent été insolubles pour lui, à son début. Il y a donc des questions qui sont solubles pour les uns, et insolubles pour les autres; c'est ce qui nous fait dire qu'il y a pour les magistrats, pour la sécurité des familles, en un mot, pour la découverte de la vérité, un avantage immense à consulter des médecins versés dans la connaissance des affaires de médecine légale. Un praticien consommé peut être embarrassé, s'il est appelé pour un cas de médecine judiciaire qui soit en dehors de ses habitudes de pratique. Est-ce à dire, que nous ayons la prétention d'avoir mieux fait que d'autres, que nous voulions indiquer comme nouveau, ce que l'on trouve dans tous les traités *ex professo* sur la matière? non certes mais nous avons voulu donner de la publicité à ce que nous avons fait, et nous avons pensé que nous entrions dans une voie nouvelle, qui serait suivie avec avantage, pour la science, en publiant les faits judiciaires, dans l'appréciation desquels, la médecine est intervenue, dans l'arrondissement de Metz.

Il nous importe aussi, pour justifier l'insistance que nous mettons, à faire ressortir les difficultés que l'on rencontre, à chaque pas, dans l'exercice de la médecine légale; il nous importe, disons-nous, de prouver qu'il ne suffit pas d'avoir étudié les auteurs, mais qu'il faut avoir beaucoup vu, beaucoup pratiqué; parce que les faits sont toujours nouveaux, imprévus, que les points de vue se multiplient sans cesse, que chaque cas de médecine légale a sa physionomie propre, son cachet particulier. Aussi, sommes-nous convaincus qu'une série de déceptions attend celui qui croit que les données théoriques acquises dans les livres, sont suffisantes.

La médecine légale n'est pas une science à part: c'est l'application des connaissances médicales aux cas de procédure civile ou criminelle. Il y a, dans cette application, quelque chose de fort difficile et qui exige plus de sagacité comparative qu'il n'en faut, pour établir le diagnostic d'une maladie interne. Quelqu'étrange que puisse paraître cette assertion, l'étonnement cesse cependant, si l'on remarque que, malgré les difficultés qu'éprouve le médecin à porter un diagnostic exact, malgré les nuances qu'apportent dans les maladies, l'âge, le sexe, l'idiosyncrasie des sujets etc.; les maladies internes ont presque toujours entr'elles, un air de parenté qui les fait reconnaître au véritable praticien; si quelques unes échappent à son appréciation, c'est que toute science humaine a ses limites, et par conséquent son *inconnu*. Mais, en médecine légale, cette parenté n'existe plus; ce ne sont plus des cas normaux dans leur anomalie même. Ce sont toujours des faits nouveaux, insolites, sans antécédents, sans liaison, et sans ressemblance avec ceux qui sont enregistrés dans les annales de la science; parce que l'âge, le sexe, les idiosyncrasies, etc., sont ici remplacés par l'intérêt qu'a le coupable, à faire prendre le change au médecin, sur les causes des violences dont il est l'auteur.

La maladie est sans doute caractérisée par un dérangement de fonctions, survenu à la suite d'une lésion appréciable ou non d'un organe; mais ce dérangement n'a lieu que dans certaines limites physiologiques. Les violences extérieures au contraire, l'action d'une substance toxique, peuvent être variées à l'infini, sans règle aucune, tant sous le rapport de leur intensité, de leur direction, de la position diverse des victimes, qu'en raison des précautions, dont s'entoure un malfaiteur, pour faire disparaître les traces de son crime. En voilà plus qu'il n'en faut, pour désabuser le médecin qui croirait n'avoir qu'à consulter les auteurs pour faire un rapport en justice.

La véritable bibliothèque du médecin légiste, consiste dans une grande droiture dans le jugement, dans une exquise probité, et dans l'expérience consommée des affaires criminelles. Un médecin doué d'une très-heureuse mémoire, pourra sans doute, réciter mot pour mot, un rapport qui n'est pas le sien; mais, sans jugement, il est impropre à fournir un avis utile, une opinion comparable à elle-même à des époques différentes. Sans expérience, sans science acquise, il court le risque d'être, à tout moment, en contradiction avec lui-même, parce que, paré de la science d'autrui, son opinion peut varier du jour au lendemain, suivant celle des auteurs qu'il aura consultés la veille.

Nous avons donc raison de dire que la médecine légale n'est point une spécialité, au point de vue des connaissances qu'elle exige, mais au point de vue de l'application de ces connaissances. Anatomie, physiologie, pathologie, toxicologie; c'est-à-dire, science de l'organisation morte, de l'organisme fonctionnant, et science des altérations naturelles et artificielles qui surviennent dans le corps humain; tel est le vaste réservoir, où le médecin légiste puise ses connaissances, pour les appliquer aux cas difficiles, qu'il est appelé à résoudre. S'il venait à l'idée de quelqu'un de mettre en doute l'utilité d'un savoir profond en anatomie, etc., pour le médecin légiste, il nous suffirait de faire remarquer que plus d'un accoucheur peut faire, avec bonheur, des accouchements, sans connaître le mode d'évolution du germe, et sans connaître autrement qu'en théorie, l'organisation et la disposition de l'utérus et de ses annexes; tandis que le cas d'avortement le plus simple, et les questions d'infanticide, deviennent insolubles, pour celui qui n'est pas initié à la physiologie de la conception, de la grossesse et de la parturition.

Ajoutons à ces considérations, que le médecin légiste est souvent appelé à résoudre des questions d'où dépendent l'honneur ou l'intérêt des familles, l'incarcération ou la mise en liberté d'un accusé; qu'il est expert dans toute l'acception du mot; qu'il doit avoir toujours, et partout, le courage et la preuve de son opinion, se rappeler qu'il n'est admis à exprimer son avis que dans l'intérêt de la vérité, sans s'inquiéter si ses conclusions seront favorables à la défense ou à l'accusation; et enfin, qu'il est commis, non pour faire naître des doutes, mais pour les éclaircir. Cependant, quelque graves que soient les fonctions du médecin légiste, nous nous empressons de reconnaître qu'elles sont devenues moins pénibles, depuis que la médecine légale est régulièrement enseignée dans nos écoles, par de savants interprètes. Cette science, réellement née en France, malgré les œuvres de Zacchias, et qui s'y est si bien développée, voit encore tous les jours son horizon s'agrandir, par les travaux des médecins français. Quoique l'on ait dit, écrit et répété que l'Allemagne est la patrie de la pensée, que l'Angleterre met en pratique les idées d'autrui, et que la France vérifie l'idée et son application, nous pensons qu'il serait plus exact de dire : que l'Allemagne pense pour le plaisir de penser, que l'Angleterre pense à son profit, et que la France, à qui appartient en médecine légale, l'initiative des idées, pense pour le profit de tous.

Quoiqu'il en soit, aujourd'hui que les tribunaux ne sont plus, comme autrefois, des corporations ennemies et jalouses des progrès de la science, nous éprouvons du plaisir à dire que l'esprit éclairé de la magistrature en France, n'a pas peu contribué à l'émancipation de cette application des connaissances médicales. Et, pour ne parler que de ce qui nous est personnel, nous sommes heureux de déclarer publiquement, que la haute intelligence des magistrats chargés de la pénible mission de réprimer les crimes et de diriger l'instruction des faits qui pèsent sur les accusés, non moins que la confiance dont ils nous honorent, et la considération dont ils n'ont cessé de nous entourer, n'ont pas peu contribué à stimuler notre zèle, et à rendre agréable, la tâche que nous nous sommes imposée.

Nous pensons avoir suffisamment établi que la médecine légale présente, au point de vue théorique, de grandes difficultés, et qu'à mesure que la science a fait des progrès, l'importance des fonctions du médecin légiste, a été si bien sentie, qu'on ne les a plus confiées qu'à des hommes d'une instruction éprouvée. Il nous reste à dire quelques mots de la médecine légale au point de vue pratique.

Personne n'ignore de quelle importance est la rédaction d'un rapport judiciaire ; tout le monde sait que les faits doivent être relatés avec ordre et discernement, et que les magistrats ne peuvent accorder aucune confiance au médecin, dont la rédaction témoigne de son ignorance et de son inaptitude. En matière criminelle, on ne doit pas se contenter d'à peu près ; ce n'est que sur des faits bien observés, que les médecins experts doivent baser leurs rapports et leurs conclusions ; leurs preuves doivent être nettes, claires, rigoureuses, la valeur doit en être incontestable, et il ne faut pas qu'on puisse jeter du doute sur l'interprétation des faits sur lesquels elles se fondent.

On sait avec quelles précautions une autopsie doit être faite, quelles sont les règles que l'on doit suivre, et pourquoi chaque lésion doit être immédiatement constatée et notée. Mais il est une chose qu'on oublie souvent, c'est de tenir compte des plus minutieux détails. En négligeant de les mentionner, alors même qu'ils ne paraissent pas devoir conduire à une conclusion, on prouve qu'on ignore les conséquences que l'on peut tirer de leur oubli. Les preuves du médecin légiste ne doivent pas être seulement des déductions rigoureuses des faits observés, mais il faut autant que possible, qu'il les appuie de pièces matérielles qui puissent au besoin permettre une contre-expertise. Le poison, dans les cas d'empoisonnement, certaines pièces anatomiques, dans les cas de mort violente, sont des preuves matérielles qui ne peuvent être fournies que par le médecin légiste, et qui deviennent des pièces de conviction bien éloquentes, et bien capables de rassurer la conscience des magistrats et des jurés. Nous ne nous sommes jamais écartés de cette règle de conduite, dont l'expérience a établi pour nous, la nécessité. On verra plus loin, dans les rapports annexés à ce travail, que, dans un cas, un os hyoïde, et dans un autre, un crâne d'enfant, sont devenus entre nos mains, des preuves confirmatives et sans réplique, pour établir qu'il y avait eu crime.

Nous ne nous dissimulons pas que les autopsies judiciaires,

faites en général dans des lieux peu convenables, sont toujours fort longues et fort pénibles ; mais cela n'exclut pas la nécessité de les faire avec toutes les précautions indiquées par les auteurs. En les négligeant, l'on s'expose à manquer le but qu'on se propose, et l'on se prive nécessairement des éléments propres à résoudre les questions posées.

Tout médecin qui ne se sent pas la force ou le courage, de faire une autopsie d'une manière complète et minutieuse, doit s'abstenir dans son propre intérêt. Ces dernières réflexions nous sont suggérées par l'examen d'un rapport médico-légal fait à l'occasion d'une affaire criminelle qui a eu un grand retentissement, lors des dernières assises de la Moselle (1). Avant de parler de ce rapport qui soulève des questions scientifiques d'une très-haute portée, nous éprouvons le besoin de déclarer solennellement qu'il est loin de notre pensée de faire de la personnalité offensante. Nous voulons discuter des faits, et les conséquences qui en découlent, à l'occasion d'un rapport médico-légal ; parce que nous pensons que lorsqu'il s'agit des grands intérêts de la science, il appartient à tous, de discuter les opinions émises, tout en conservant pour les personnes, le respect qu'elles méritent. C'est en vertu de ce principe, que nous reconnaissons à tous le droit de critiquer les rapports et les idées que nous publions, nous ne nous sommes pas proposés d'autre but, car c'est la discussion qui fait marcher la science.

Trois accusés comparaissent devant la cour d'assises, sous le coup d'une accusation d'assassinat. Un immense concours de preuves présentées avec un rare talent, établit leur culpabilité, au point de détruire jusqu'au moindre doute, dans

(1) 1846.

l'esprit des jurés ; mais on s'étonne que, dans une aussi grave affaire, un seul médecin ait été appelé à donner son avis, et qu'un rapport incomplet et insuffisant, soit devenu la base d'une accusation qui aurait nécessairement croulé, si des témoignages nombreux et irréfutables n'étaient venus confirmer les faits reprochés aux accusés.

Il s'agissait d'établir que la victime avait succombé à une mort par asphyxie, occasionnée par un obstacle apporté aux mouvements d'inspiration et d'expiration, et par suite, à l'introduction de l'air dans les voies aériennes. Ce sont là les conclusions du rapport ; nous allons voir sur quelles preuves elles sont établies. Il y a eu asphyxie, a-t-on dit? Nous le croyons, mais à coup sûr c'est sur parole, et nous ne pouvons nous empêcher de dire que si nous eussions été chargés de la défense, dans cette affaire, nous nous serions imposé une tâche beaucoup plus facile, que celle qu'ont remplie avec tant d'éloquence et de talent les défenseurs des accusés. Nous eussions dit : voilà un cadavre, et vous nous dites que la mort a été la conséquence de violences, parce que le rapport médical constate à la partie antérieure et à la partie postérieure de la poitrine qu'il existait des contusions. Mais qui nous prouve que cette couleur noire était due à des contusions, lorsque la contusion, comme il arrive trop souvent, est si aisément confondue avec l'ecchymose? Qui nous prouve que la couleur noire de la partie postérieure, n'était point un phénomène cadavérique? que la couleur noire de la partie antérieure, accompagnée de *cloches ou ampoules remplies d'une sérosité sanguine,* pour conserver les propres expressions du rapport, n'était point le résultat d'un choc accidentel ou d'une brûlure, avec développement de phlyctènes, quand on apprend que la femme Gardeur s'entourait habituellement, d'un rempart de briques chaudes, pour se préserver du froid? etc. Ici, peut être soulevée l'intéressante question de savoir *si dans les circonstances dont il s'agit*, les contusions peuvent être accompagnées de phlyctènes, c'est cette question neuve qui nous a surtout suggéré l'idée de commenter ce rapport, elle peut être ainsi formulée :

Une pression violente exercée sans interruption sur la poitrine, jusqu'à ce que la mort s'ensuive, peut-elle déterminer des contusions avec *phlyctènes?* Nous penchons d'avance pour la négative, et nous allons exposer nos motifs, après avoir exprimé le désir de voir cette question proposée pour le concours des prix, que distribue la Société des sciences médicales de la Moselle.

Nous savons parfaitement que la contusion simple produit la rupture des vaisseaux capillaires, et, quand elle est violente, l'attrition des tissus, dans l'interstice desquels se fait un épanchement sanguin. Mais, 1.° cette infiltration a lieu sous la peau, lorsque celle-ci est matelassée par une grande épaisseur de tissus; 2.° nous pensons que la coloration de la peau ne peut avoir lieu, s'il ne s'écoule un certain temps, entre la cessation de la compression, et la mort; 3.° et enfin, dans le cas que nous apprécions, il importait de constater si ces phlyctènes étaient ou non, un phénomène dû à la putréfaction du cadavre, quand on apprend *que le ventre était ballonné, tendu, et d'une couleur livide jusqu'aux aines*. Nous avouons que le cas est difficile et que l'on pourrait expliquer le fait des phlyctènes en adoptant l'explication ingénieuse proposée par notre collègue et ami le docteur Barby.

L'organisme, dit notre judicieux confrère, en s'appuyant des expériences de Bichat et de Nysten, jouit d'une vie générale dans son ensemble, et chaque tissu jouit d'une vie particulière; la vie générale, peut cesser tout à coup, mais les tissus, sont encore après la mort, ou peuvent être le siége d'une action vitale, interstitielle, qui ne s'éteint que successivement. On pourrait comprendre alors, que la production des phlyctènes ait pu se faire après la mort, tout en admettant qu'elles ne puissent advenir que par suite d'une action organique. Si cette explication est fondée, il serait inutile d'en chercher une autre dans la longueur du temps qui s'est écoulé entre la pression de la poitrine, et la mort.

Cette question n'est pas oiseuse, elle mérite toute l'attention des médecins; en la soulevant, nous nous justifions suffisamment de toute intention malveillante, dans cette discussion née à l'occasion d'un rapport rédigé par un respectable confrère, auquel nos sentiments d'estime et de haute considération sont acquis.

Admettons cependant qu'une pression violente a été exercée sur la poitrine de la femme Gardeur, et voyons si cette pression a pu déterminer l'asphyxie. La cage thoracique de cette femme, âgée de 74 ans, devait être ossifiée, ou tout au moins dépourvue d'élasticité, dans ses cartilages; les mouvements d'inspiration et d'expiration devaient donc être déterminés par une élévation, et un abaissement alternatifs du thorax, en totalité. Le centre de ces mouvements, devait être dans l'articulation postérieure des côtes, comme il s'y trouve en effet, chez les vieillards, sans possibilité de torsion des cartilages, et d'écartement des côtes l'une de l'autre. Donc, les diamètres (antéro postérieur et transversal) de la cavité pectorale, devaient varier dans des limites très-restreintes, à moins que cette pression n'ait été suivie de la fracture des côtes, ce qu'on n'a point constaté. Mais les parois thoraciques ne sont pas seules à concourir à l'ampliation et au retrait des poumons, il reste une paroi inférieure mobile, représentée par le diaphragme, dont le rôle est tellement important dans l'action de respirer, chez les vieillards, que cette fonction ne s'exécute jamais qu'avec de grandes difficultés, lorsque leur estomac est rempli d'aliments. La respiration a donc pu continuer à se faire chez cette femme, malgré la compression exercée sur la poitrine seule, et on ne peut établir aucune comparaison, comme on l'a fait, entre les oiseaux que l'on étouffe par la pression latérale du thorax, et l'homme qui possède de plus qu'eux, un diaphragme, dont les mouvements ne peuvent être abolis que par la compression des parois abdominales.

Si cette compression avait été exercée sur le ventre et la poitrine de la femme Gardeur, il y aurait quelque analogie entre sa mort, et celle du tigre magnifique que possède aujourd'hui le cabinet d'histoire naturelle de Metz. Chacun se souvient, qu'un habile et hardi médecin vétérinaire avait entrepris d'extirper une énorme tumeur squirrheuse, que cet animal portait à la lèvre inférieure; le public nombreux, qui assistait à cette curieuse opération, a été témoin de cette mort soudaine, qui survint sous l'empire des efforts que faisaient sept hommes vigoureux pour maintenir ce terrible animal. Mais ici non-seulement la pression a été exercée sur les parois pectorales, mais encore sur le ventre. Il est donc, *jusqu'à un certain point possible,* de soutenir qu'une compression exercée isolément sur la poitrine d'un vieillard, et sans fracture de côtes, ne peut entraîner la mort par asphyxie.

Dans tous les cas, il n'est point permis jusqu'à présent de conclure des faits qui précèdent, que la mort de la veuve Gardeur a eu lieu par asphyxie. Voyons si l'examen des organes contenus dans les cavités splanchiques, pourra légitimer cette assertion: 1.° le crâne n'a pas été ouvert, par conséquent rien ne prouve que la femme Gardeur n'a pas succombé à une hémorrhagie cérébrale. 2.° De l'examen des organes contenus dans l'abdomen, il résulte que : *le grand épi-*

ploon est sain et en place, et que l'estomac est vide (1). 3.° De l'inspection des poumons et du cœur, il résulte que *ce dernier organe est vide et à l'état normal,* et que les poumons *sont sains et sans crépitation.* Il n'est pas question des gros vaisseaux, mais on a examiné avec *attention le conduit vaginal* et l'on a constaté qu'il n'était le siége d'*aucune altération.* Voilà la série de preuves sur lesquelles repose la conclusion du rapport, formulée en ces termes : *cette femme a succombé à une asphyxie provoquée par un obstacle apporté à l'introduction de l'air dans les poumons.* Dira-t-on que l'asphyxie a été rapide, et qu'alors elle n'a pu laisser de traces ; dans ce cas, les contusions n'auraient pas dû être accompagnées de phlyctènes. Si l'on soutient que l'asphyxie a été lente, au contraire, elle devrait avoir laissé des traces de congestion pulmonaire.

Pense-t-on que la conclusion précédente soit suffisamment justifiée, et que si les faits qui pesaient sur les accusés n'avaient été appuyés d'ailleurs sur des preuves irrécusables, l'avocat en developpant le thème qui précéde, au moyen d'une discussion détaillée, n'eût point ébranlé la conviction du jury, en résumant ainsi son plaidoyer : je néglige la réfutation des témoignages qui pèsent sur les accusés que nous défendons ; car avant de chercher à établir qu'ils sont coupables, il faut prouver qu'il y a eu crime, et que la femme Gardeur a succombé à une mort violente; or, je n'admets en preuve que le témoignage du médecin, et la conclusion de son rapport n'a point de base.

Ce fait que nous avons critiqué avec l'impartialité et la sévérité que la science exige, vient corroborer les assertions que nous avons émises au commencement de ce travail; il nous confirme dans l'opinion que nous avons plus d'une fois

(1) Nous copions textuellement.

soutenue, savoir, qu'il y aurait un grand avantage à créer une spécialité professionnelle pour l'exercice de la médecine légale. Nous pensons que l'on devrait rétablir les médecins et chirurgiens jurés, institués par l'ordonnance de Louis XIV, avec les modifications indiquées par l'expérience, et compatibles avec les lumières du siècle actuel. Nous croyons que ces fonctions, rétribuées par des appointements fixes, devraient être données au concours, jusqu'à ce qu'on ait prouvé, que le concours est un moyen vicieux ou insuffisant, pour apprécier le mérite respectifs des compétiteurs. Les médecins légistes répartis alors par arrondissements, forts de leur aptitude spéciale, et munis de tous les instruments indispensables à l'homme qui s'occupe de médecine légale, rendraient par toute la France, et sans qu'on fut obligé de recourir si souvent aux célébrités exceptionnelles, les services que la société est en droit de réclamer d'une science qui a fait tant de progrès.

Nous n'insistons pas plus longtemps sur ces considérations, dont nous nous sommes peut-être exagérés l'intérêt. Nous arrivons maintenant à l'examen des questions les plus *importantes,* que nous avons eues à résoudre dans le courant de l'année 1846.

I. *Rapport sur l'avortement envisagé d'une manière générale.*

Nous avons pensé qu'il y aurait danger à publier les considérations auxquelles nous nous sommes livrés, à l'occasion de plusieurs questions relatives à l'avortement, lesquelles nous ont été soumises par M. le juge d'instruction. Nous avons pensé aussi, qu'il serait imprudent de livrer à la publicité une discussion relative à l'emploi des moyens abortifs. Il est cependant une réflexion qui trouve ici sa place.

L'avortement est un crime rarement saisissable, aucun n'est

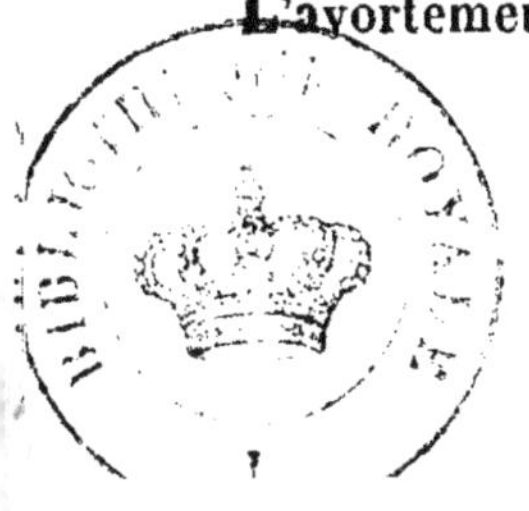

si fréquent, et il n'en est pas qui échappe aussi facilement à la pénalité qui le réprime. Les grands centres de population, ceux surtout où se trouvent rassemblés de nombreux corps de troupe, se font remarquer par le libertinage des femmes. Il faut souvent plaindre, autant qu'on les blâme, ces malheureuses, que leurs familles cessent de protéger, que la misère convie à la prostitution, et la suppression des tours au crime d'avortement.

Il est un genre d'industrie odieux, que rien ne saurait excuser et qui échappe sans cesse à l'attention éveillée de la justice ; nous voulons parler de celui que pratiquent certaines matrones qui, répudiant toutes les vertus et tous les sentiments de leur sexe, pour n'en conserver que les vices les plus honteux, se livrent, pour une rétribution modique, au criminel emploi de moyens abortifs. Parmi ces moyens, il en est un surtout, fréquemment usité dans cette ville, où il constitue, en quelque sorte, une infâme profession : il consiste dans l'introduction d'un liquide, entre la face interne de l'utérus et la membrane caduque, injection dont l'inévitable résultat est l'expulsion du germe, quelle que soit l'époque de son développement.

On ne peut trop flétrir ce crime, qu'il est malheureusement si difficile d'atteindre ; car, en supposant même qu'il en résulte pour la femme, qui a eu la coupable faiblesse de se soumettre à ces tentatives criminelles, une maladie grave ; elle a trop d'intérêt à ne point accuser la matrone, dont la loi l'a faite la complice. La législation antérieure à 1810, épargnait la mère, qui pouvait alors guider les investigations de la justice, et fournir un témoignage accusateur. La punition d'un seul coupable alors, était plus féconde en résultats, que ne l'est aujourd'hui la recherche de la complicité.

Pour exécuter le travail dont nous parlons, et que nous ne pouvons publier, il nous a fallu multiplier nos recherches, au sujet des faits d'avortement, pour lesquels nous avons été appelés, afin de mettre les magistrats à même d'apprécier la difficulté et l'importance des fonctions du médecin légiste, en faisant passer sous leurs yeux, les modes d'action des divers moyens abortifs, tant de ceux qui s'adressent à l'être procréateur, que de ceux qui agissent directement sur l'être procréé.

II. *Cas de fracture du radius non reconnue par un praticien des environs de Metz, constatée le 21.e jour par l'un de nous, niée avec obstination par le premier expert, et constatée de nouveau par trois autres.*

Une femme reçoit un coup de bâton sur l'avant bras, le médecin appelé, certifie, 15 jours après l'accident, que l'incapacité de travail ne se prolongera pas au-delà du 19.e, ce qui rend l'auteur de cet acte de brutalité, justiciable des tribunaux de police correctionnelle. La plaignante arrive, non guérie, à l'audience; le procureur du roi requiert l'incompétence du tribunal. L'un de nous est appelé à visiter cette femme, il constate une crépitation manifeste à la jonction de la diaphyse du radius avec l'extrémité inférieure de cet os, et conclut à une incapacité de travail, qui durera encore 30 à 40 jours, en tout 50 à 60 jours. L'affaire est instruite, pour être jugée en cour d'assises; le magistrat instructeur se conformant au désir formellement exprimé par celui de nous qui se trouve, à son insu, être en contradiction avec le premier médecin, appelle trois nouveaux experts qui, fonctionnant à leur tour sans connaître les circonstances que nous venons de rapporter, reconnurent la fracture indiquée. Le premier médecin ne se rendit point à l'évidence ; il nous aurait volontiers appliqué cet adage : *Testimonia non sunt numeranda sed ponderanda.* C'est aussi là notre avis, mais une assertion isolée doit, ce nous semble, être détruite par quatre opinions unanimes, étayées de preuves. L'affaire suivit son cours, la femme blessée fut guérie environ deux mois après, comme nous l'avions annoncé, et l'auteur des blessures en fut quitte pour payer des dommages-intérêts, en rapport avec la durée de l'incapacité de travail. Cette punition est moins grave à notre avis, que celle qui fut infligée, en pleine cour d'assises, à notre obstiné confrère, par une sévère admonition du président.

Loin de nous l'idée de vouloir apprécier les motifs qui ont déterminé ce médecin à maintenir son opinion, mais nous ne pouvons nous empêcher de faire remarquer que ce fait est fécond en graves enseignements. Il nous prouve qu'il faut beaucoup d'abnégation de la part de l'homme de l'art, qui doit toujours être prêt, à faire le sacrifice de son amour-propre, en faveur de la vérité. Se refuser à l'évidence, c'est faire preuve d'ignorance, ou laisser le champ libre aux suppositions les plus offensantes, qui ne devraient jamais atteindre la noble profession médicale; revenir au contraire, sur une opinion émise, alors que la fausseté en est démontrée, c'est faire preuve de probité, et de beaucoup de droiture dans l'esprit.

III. *Cas remarquable de suicide, déterminé par une plaie profonde du cou, et par deux plaies transversales, situées au-dessus des articulations radio-carpiennes, et ayant intéressé, de chaque côté, les artères radiales et cubitales.*

Avant de commenter ce fait curieux que nous allons rapporter avec détails, il nous importe de répondre à un article publié dans un journal que nous ne lisons *jamais,* et dont nous n'avons eu connaissance que par le plus pur des hasards.

Un homme est trouvé mort dans un bois; les médecins chargés d'établir les causes de la mort, constatent : l'existence d'une blessure profonde, au cou; celle d'une plaie transversale au-devant des deux poignets, et concluent au suicide. Le facétieux journaliste découvre, du fond de son cabinet, qu'un suicide de ce genre ressemble fort à celui d'un homme qui se coud dans un sac et se jette à l'eau. Cette plaisanterie, dont la place est marquée dans les tablettes du charivari, est de la plus haute inconvenance, quand elle peut jeter du ridicule sur une opinion émise par des hommes graves, agissant sous l'empire d'un serment solennel, et appuyant leur assertion de preuves nécroscopiques et matérielles, inintelligibles pour ces rédacteurs dont l'imagination mystique s'exalte à l'occasion des miracles périodiques de la Hongrie.

Joseph Lévy est trouvé mort dans les bois de la commune de Béchy. L'état du cadavre est tel, que le maire croit devoir prévenir M. le procureur du roi, qui nous charge de résoudre les deux questions suivantes; 1.° les blessures que présente le corps de Lévy, peuvent-elles être attribuées à un suicide? 2.° sont-elles de telle nature que cet homme ait pu, après se les être faites, parcourir encore une certaine distance? Arrivés sur les lieux, nous sommes obligés de faire exhumer le cadavre inhumé déjà, par suite d'une précipitation blâmable.

Ce cadavre est celui d'un homme de 25 à 30 ans, fortement constitué. La flétrissure des yeux, l'épiderme qui se détache par plaques, l'état avancé de putréfaction, la présence d'un nombre considérable de larves qui remplissent les ouvertures naturelles, et qui ont envahi les plaies que l'on remarque sur le corps, nous font présumer que la mort de Lévy remonte de 10 à 12 jours.

Nous constatons à la partie antérieure du cou, une plaie transversale, largement béante, située immédiatement au-dessus du cartilage thyroïde, ayant une étendue de 8 centimètres.

Les lèvres de cette plaie, offrent une section nette, qui indique qu'elle a été faite avec un instrument tranchant; elle est plus profonde à droite qu'à gauche, et la direction de ses angles indique qu'elle a été faite de droite à gauche. Les muscles que l'on aperçoit par l'écartement de ses lèvres, sont blafards; elle est remplie d'une grande quantité de larves de mouche.

La dissection en a été faite avec le plus grand soin, et nous avons constaté: qu'elle était bornée, de chaque côté, par le bord antérieur des muscles sterno mastoïdiens, en arrière par la colonne vertébrale; le larynx et le pharynx étaient béants au fond de la plaie. Cette blessure intéresse la peau, le peaucier, le fascia superficialis, l'aponévrose cervicale, quelques fibres des muscles sterno-mastoïdiens, surtout à droite, et les sterno-hyoïdiens. Les artères carotides, les veines jugulaires et les pneumo-gastriques sont intacts, de chaque côté.

On remarque sur l'abdomen, au milieu de l'espace compris entre l'ombilic et le pubis, et sur la ligne médiane, une plaie parallèle à l'axe du corps, dirigée de bas en haut, à bords nets; elle n'intéresse que la peau.

L'avant-bras gauche présente à sa partie antérieure et inférieure, à 3 centimètres au-dessus du poignet, une plaie transversale, à section nette, plus profonde en dedans qu'en dehors; elle comprend toute l'étendue transversale de l'avant-bras, et ses lèvres présentent, dans le milieu, un écartement de deux centimètres. Cette plaie intéresse la peau, la couche cellulo-graisseuse sous-cutanée, l'aponévrose, les fibres externes du muscle cubital antérieur, le tendon du fléchisseur du petit doigt, en partie seulement, les tendons du fléchisseur superficiel, excepté ceux qui se rendent à l'index et à l'annulaire, le palmaire grêle, le radial antérieur, les tendons des fléchisseurs profonds, en partie. Le fléchisseur du pouce est intact, ainsi que le carré pronateur qui limite le fond de la plaie. Les artères (radiale et cubitale) sont toutes deux nettement coupées, ainsi que leurs veines satellites.

Sur l'avant-bras droit, on remarque une plaie identique à la précédente, sous le rapport de la situation, de l'étendue, de la direction et des organes qu'elle atteint. Cependant, elle est plus machée, plus contuse, elle a aussi un peu moins d'étendue, et bien que les artères (radiale et cubitale) aient été coupées, il semblerait qu'on s'y est repris à plusieurs fois, et qu'on a fouillé dans les tissus avec la pointe de l'instrument vulnérant. Quelques uns des tendons des fléchisseurs superficiels et profonds, ont été, comme dans la plaie précédente, en partie menagés.

Nous avons visité les habits que portait Lévy lorsqu'on a trouvé son cadavre. La partie supérieure de sa chemise, son gilet et son sarrau, présentent de larges et de nombreuses taches rougeâtres, qui ont, très-probablement, été produites par du sang, dont la coloration a disparu en partie, par l'exposition de ces vêtements à la pluie. *On ne remarque sur eux aucune section correspondante, soit à la plaie du cou, soit à celle des avant-bras, soit à celle de l'abdomen.* Nous avons trouvé, dans une des poches du pantalon, un vieux foulard en coton, taché de sang dans plusieurs endroits; il enveloppait un couteau fermé, solide, à lame large, pointue et assez bien affilée, longue d'un décimètre. La lame de cet instrument, présentait dans toute son étendue, sur ses deux faces, depuis la pointe jusqu'au manche, au niveau de sa jonction avec la mortaise qui la reçoit, quand le couteau est fermé, des taches nombreuses dont la plupart paraissent dues à de la rouille, et dont quelques-unes ont beaucoup de ressemblance avec du sang.

Les blessures que nous avons trouvées sur le corps de

Lévy, sont bien évidemment la cause de sa mort. Sont-elles le résultat d'un suicide? Nous le pensons; car, en général, l'individu qui veut se suicider attaque des parties qu'il regarde comme les plus essentielles à la vie, le cou, par exemple, quoiqu'il soit fort rare de constater la lésion des carotides. Dans le cas présent, la direction de la plaie du cou, la forme de ses angles, la profondeur plus considérable d'un côté que de l'autre, indiquent qu'elle a été faite de gauche à droite. D'ailleurs, ces sortes de lésions sont toujours uniques, quand elles sont le fait du suicide ; tandis que le plus souvent elles sont multiples, dans les cas d'assassinat, lors même que la victime a été frappée pendant le sommeil, parce qu'il est rare que la mort ne soit point précédée par une lutte ou une résistance quelconque.

Lévy a-t-il pu se faire lui-même les plaies des avant-bras? Cela peut très-aisément se comprendre pour l'une ou l'autre d'entr'elles ; mais en admettant qu'il ait pu facilement se faire la plaie du bras gauche, par exemple, on conçoit moins bien comment il a pu se faire l'autre. Cependant, si l'on remarque que les tendons des fléchisseurs, étaient incomplétement coupés; si l'on tient compte de l'exaltation d'un homme qui veut en finir avec la vie, on peut comprendre et admettre que Lévy ait pu conserver assez d'énergie et de force, pour pratiquer lui-même la dernière incision.

Nous croyons donc au suicide, et nous pensons que ces tentatives ont pu se succéder de la manière suivante : Lévy s'est d'abord coupé le cou, avec la main droite; cette plaie faite, sans que la perte de connaissance s'en soit suivie, il a probablement voulu se donner un coup de couteau dans le ventre, qu'il a attaqué directement, puisque nous n'avons constaté aucune section correspondante à la plaie de l'abdomen, ni sur le pantalon, ni sur la chemise. C'est alors, que mettant à profit les renseignements qu'il avait pris (suivant la version que nous avons recueillie), auprès d'une sœur de charité, à laquelle il avait entendu dire, quelques jours avant son suicide, que la section des artères amenait inévitablement la mort; c'est alors, disons-nous, qu'il se sera fait les deux dernières blessures, nécessairement mortelles par le fait de la section des artères radiales et cubitales, et à cause de l'impossibilité dans laquelle il se trouvait d'être immédiatement secouru. Nous ajoutons qu'il est probable que c'est le couteau trouvé dans sa poche, qui a été l'instrument dont il s'est servi et qu'il a eu le courage de l'y remettre, après l'avoir enveloppé dans son mouchoir.

Ces blessures ont-elles permis à Lévy de parcourir un long espace? Oui, quant à celles du cou; non, quant aux autres, car l'hémorrhagie a dû être rapidement mortelle.

Ce fait est peut-être unique dans la science, et nous n'en connaissons nul autre exemple (1). Il nous a paru impossible

(1) *MM. Carré et Fristo nous ont communiqué depuis, chacun un fait analogue au nôtre.*

Le premier, pour lequel M. Carré fut appelé, remonte à 1843. La tentative avait été suivie d'effet, et le cadavre présentait deux blessures à la région précordiale, une plaie profonde et transversale en avant de chaque articulation radio-carpienne (les artères étaient coupées), une plaie transversale au-dessous de chaque malléole interne. A côté du cadavre, on trouva un canif, à lame étroite et courte, et un billet écrit au crayon, ainsi conçu: « Je souffre si cruellement, que la vie n'est plus supportable, ma mort est volontaire et ne peut être imputée à personne. » *Suit la signature.*

Le deuxième fait, rapporté par M. Fristo, remonte à 1845, il s'agit d'une femme atteinte de monomanie religieuse; dans un moment de délire, elle essaya, sans succès, de se suicider, et elle put raconter, après sa guérison, sa tentative de suicide. Elle présentait au cou, 1.° une plaie de 6 centimètres, transversale, et divisant le larynx, entre le cartilage thyroïde et le cricoïde. 2.° Une plaie transversale au-devant de chaque poignet, d'admettre que cette mort ait été le résultat d'un crime ; ce n'est point ainsi que procèdent les meurtriers, qui ont hâte d'en finir avec leurs victimes. Il faudrait supposer ici, s'il y avait eu crime, qu'il a été dicté par une cruauté calculée au profit d'une vengeance personnelle ; et encore, si cette opinion était soutenable, faudrait-il ajouter que l'homme qui se venge donne la mort autrement, et par des moyens plus recherchés, quand il veut faire souffrir sa victime. Bien plus, qui oserait nier que le poignet gauche, puisse être coupé *jusqu'à l'os*, avec l'instrument tenu de la main droite, et qu'à son tour le poignet droit puisse être aussi coupé *jusqu'à l'os*, par l'instrument tenu par le manche avec les dents? Si un cas semblable à celui que nous supposons, se présentait à notre observation, sans autres indices révélateurs d'un crime, faudrait-il absolument repousser l'idée de suicide? Qui ne sait que la détermination d'un homme qui veut se tuer, ne fait que s'affermir avec les blessures qu'il s'est déjà faites? que sa fureur s'accroît de toute la douleur que lui causent ses premières mutilations, et que bientôt elle ne connaît plus de bornes, à tel point, que tous ses actes finissent par être dictés par le délire?

Nous pourrions apporter ici en preuve de ce que nous avançons, plusieurs observations puisées dans les auteurs ; mais pour ne pas sortir du cadre restreint de notre expérience personnelle, nous rapporterons le cas suivant, dont l'un de nous a été témoin en 1834, à l'hôpital de Metz, alors qu'il était attaché à cette école, en qualité de chirurgien sous-aide. A cette époque, le respectable chirurgien en chef, M. Willaume, avait chargé l'honorable M. Soudan de le remplacer, l'ha-

divisant les muscles et les tendons, et ne laissant intact que le fléchisseur profond. 3.° Une plaie horizontale, au-devant du thorax, et pénétrant dans sa cavité, où était resté l'instrument vulnérant, qui était un couteau.

bileté et l'expérience dont il avait donné tant de preuves lui permettant d'accepter une suppléance, sans s'effacer lui-même. Nous fûmes appelé, pendant notre garde, par l'infirmier de la salle 4, pour un homme que ses camarades voyaient pâlir, et qui ne répondait plus aux questions réitérées qu'ils lui adressaient. Ce malade s'était pratiqué sur le ventre, à l'aide d'une petite serpette que nous avons conservée, plus de cinquante plaies, à directions diverses ; aucune d'elles n'ayant pu lui faire atteindre son but, cet homme exaspéré, avait soulevé le scrotum, de la main gauche, entamé sa racine, et, à l'aide d'une boutonnière transversale, pratiquée au moyen d'un instrument qui ne coupait pas, il avait pu saisir, l'un après l'autre, ses deux testicules, que nous avons trouvés sur les deux tables de nuit, voisines de son lit.

Nous apprîmes, après la guérison de ce malade, qui n'éprouva aucune hémorrhagie interne, quoique le cordon spermatique eut été déchiré au-delà de l'anneau inguinal, que l'un de ses frères s'était tué d'un coup de fusil, que l'autre s'était pendu, et que le jour même de sa tentative avortée, il avait reçu la nouvelle de la mort de sa dernière sœur, qui s'était jetée à l'eau (1).

Ne dirait-on pas qu'il y a des familles vouées au suicide, comme il y a des familles vouées à une mort prématurée, par transmission de maladies héréditaires? Le médecin légiste ne pourrait-il pas emprunter aux renseignements qu'il

(1) Cet homme échappa par miracle, à cette première tentative de suicide, et nous ne fûmes pas étonné d'apprendre que, honteux de sa cruelle mutilation, il avait terminé sa vie par un suicide

Ce qui nous parut alors digne de remarque, ce fut l'horreur qu'inspira à ses camarades ce genre de mutilation, et le mépris dont ils couvrirent celui qui s'était volontairement dépouillé du caractère sacré de la virilité.

sollicite sur les familles des malheureux qui se suicident, non des preuves, mais des données susceptibles de confirmer les preuves?

Dans le cas curieux de suicide consommé, que nous avons rapporté, il y avait une circonstance qui dominait toute la question. Aucun indice, aucune trace de lutte, aucun soupçon ne pouvait faire naître l'idée d'un crime, toute la question consistait à savoir si les plaies pouvaient être expliquées par un suicide, et c'est à ce point de vue surtout, que nous nous sommes placés, pour en faire remarquer l'intérêt.

IV. *Suicide par intoxication alcoolique.*

Un autre cas de suicide s'est présenté à notre observation dans le mois de septembre dernier, 1846 : nous allons résumer les circonstances qui l'ont accompagné. Un garde particulier, en faisant sa tournée, trouve, près de Saint-Julien, dans le bois attenant au château de Grimont, le cadavre d'un homme âgé d'une cinquantaine d'années. Le procureur du roi, informé de ce fait, requiert un médecin à l'effet d'examiner ce cadavre, afin de rechercher les causes de la mort.

Ce cadavre, recouvert de haillons, était dans un état très-avancé de putréfaction, et ne présentait, du reste, aucune trace de sévices, à l'extérieur. Il était impossible de rien conclure de cet examen. Aussi, ce praticien prudent, réclama l'autopsie et l'adjonction d'un confrère; il fit déposer, au parquet du procureur du roi, une bouteille contenant quelques gouttes d'une liqueur limpide.

L'autopsie fut faite dans le cimetière de St.-Julien. Il était difficile de préciser l'époque de la mort, parce que la température élevée de la saison, avait favorisé la décomposition putride. Mais, des renseignements pris sur les lieux, nous firent connaître que cet homme avait disparu de son village, depuis une douzaine de jours. Toutes les ouvertures naturelles étaient remplies d'une innombrable quantité de larves : les yeux avaient été complètement dévorés; la bouche était largement ouverte, par suite de l'accumulation de ces larves, qui avaient pénétré jusque dans l'intérieur du larynx et du crâne; le cuir chevelu était soulevé, et détaché des os. Après avoir constaté de nouveau, l'absence absolue de lésions extérieures, nous procédâmes à l'autopsie.

Crâne. Il fut scié circulairement, et la dure-mère incisée crucialement. Le cerveau était réduit en putrilage : il était donc impossible d'en apprécier les altérations.

Poitrine. Le cœur était mou, flasque, et les cavités en étaient remplies d'un sang noir et visqueux. Les poumons étaient gorgés de sang, et congestionnés au plus haut degré. Tous les gros vaisseaux veineux, contenus dans la poitrine, laissaient échapper en abondance, lorsqu'on les coupait, un sang noir, demi-fluide.

Abdomen. Le foie et la rate étaient mous, et se déchiraient facilement; pressé entre les doigts, le parenchyme de ces organes se réduisait en bouillie. Une double ligature fut placée sur l'œsophage et sur le duodénum, et l'estomac fut séparé du reste du tube digestif, qui ne nous a présenté aucune altération qui ne puisse s'expliquer par la putréfaction. L'estomac était aux trois quarts rempli d'une matière liquide; celle-ci fut recueillie avec d'autant plus de soin, que son examen pouvait nous conduire à découvrir les causes de la mort.

La muqueuse gastrique se séparait avec la plus grande facilité, et celle qui tapisse le grand cul-de-sac, soustraite à la putréfaction par la présence du liquide, présentait des traces évidentes d'inflammation. Nous supprimons les détails nécroscopiques qui sont inutiles ici, et nous mentionnons seulement les altérations qui trouvent leur explication dans le genre de mort que nous avons admis.

La liqueur trouvée dans l'estomac fut renfermée dans un vase, avec cet organe lui-même, et rapportée à Metz. Le procureur du roi en réclama l'analyse, qui fut faite au laboratoire de chimie de l'hôpital militaire d'instruction de Metz. Nous allons la faire connaître succinctement.

Cette liqueur était trouble, grisâtre et d'une consistance analogue à celle du lait : elle répandait une odeur extrêmement fétide. La quantité était de 400 grammes, elle rougissait légèrement le papier de tournesol.

Deux cents grammes de cette liqueur furent mis en contact avec du charbon animal pur, puis filtrés. Nous obtînmes ainsi, une liqueur insipide, incolore, limpide, qui laissait dégager manifestement une odeur légèrement alcoolique. Cette liqueur fut mise en macération, avec du chlorure de calcium fondu, puis distillée. Le produit de la distillation avait une odeur et une saveur franchement alcooliques ; nous le soumîmes à une nouvelle distillation, avec le chlorure de calcium, et nous obtînmes une liqueur susceptible de brûler, à la manière de l'alcool, au contact d'une allumette enflammée. Quarante grammes de cette liqueur, furent déposés au parquet de M. le procureur du roi, à l'appui des conclusions de notre rapport.

Le reste du liquide contenu dans l'estomac, a été l'objet de recherches ayant pour but d'y découvrir des substances toxiques : elles ont été négatives.

La petite quantité de liquide, qui se trouvait dans la bouteille dont nous avons parlé, était de l'eau-de-vie de marc.

Nous avons conclu, à la suite de ces recherches, que cet homme, qui avait manifesté plusieurs fois l'intention de se suicider, était mort par suite de l'injestion d'une grande quantité d'eau-de-vie.

Il est probable, qu'après avoir avalé près d'un litre de cette liqueur alcoolique, à l'usage de laquelle il n'était pas habitué, nous a-t-on dit, il se sera endormi dans le lieu où l'on a trouvé son cadavre, et que bientôt, la chaleur venant en aide à l'intoxication alcoolique, il aura succombé à une violente congestion pulmonaire, et probablement aussi, aux conséquences d'une congestion cérébrale: ce que l'état de putréfaction du cerveau ne nous a point permis de constater.

Les deux suicides qui précèdent, et qui diffèrent essentiellement, au point de vue des moyens mis en usage par ceux qui ont attenté à leurs jours, viennent à l'appui de ce que nous avons dit dans nos considérations générales au sujet de la variété des cas de médecine légale.

Cette réflexion est surtout applicable aux cas de suicide. Le médecin légiste est souvent appelé à décider la question de savoir, si un individu a été tué, ou s'il s'est tué lui-même. Quoiqu'il y ait toujours quelques faits concomitants, dont l'interprétation peut concourir à la solution de la question, comme cela a eu lieu dans notre premier fait, il est souvent fort difficile au médecin de se prononcer. Indépendamment des circonstances extérieures, tirées de l'âge, du sexe, de la contrée, de la saison, la question se trouve souvent réduite à établir, s'il a été possible à un homme de se donner la mort, de telle ou de telle autre manière. On a dit, et nous avons répété nous-mêmes, qu'un individu qui veut s'ôter la vie, emploie les moyens les plus courts pour arriver à ce but: cela est vrai en principe; mais il ne faut pas oublier non plus de tenir compte des différentes espèces de suicides. Ainsi, suicide de dévouement, suicide par délire, suicide pour des motifs futiles ou graves (et dans le premier cas que nous citons, Joseph Lévy s'était rendu coupable de vol domestique), et enfin, suicide pur, c'est-à-dire, suicide de ceux qui ont réfléchi à l'action qu'ils veulent commettre, que rien ne saurait empêcher, et qui manque rarement d'être suivi d'effet; car les uns raisonnent leur suicide; d'autres s'étourdissent sur l'acte qu'ils vont commettre; les uns avouent hautement leur projet, tandis que les autres sont honteux d'avoir attenté à leur vie.

Rare dans l'enfance, plus fréquent dans la vieillesse, plus rare chez la femme, dont les impressions de plaisir et de peine sont moins durables que chez l'homme adulte; fréquent dans les maisons d'aliénés, fréquent dans les grands centres de population, le suicide est assez souvent le résultat de l'ivresse.

Ceux qui voudraient matérialiser jusqu'aux dispositions au suicide, et qui sont sans cesse à l'affût de causes ou d'influences presque toujours insaisissables, ont beaucoup parlé des vents suicidiques : nous les regardons, jusqu'à nouvel ordre, comme complétement insignifiants. Il n'est pas jusqu'à la température elle-même, qui échappe à nos classifications; ainsi, les voyageurs et les médecins ont remarqué que la fréquence des suicides, n'était point en rapport avec la dilatation du liquide thermométrique, et que parfois, sous l'influence de causes inconnues, le suicide était comme contagieux.

Ce ne sont ni les vents, ni les éléments, ni les saisons qui en sont les causes déterminantes, mais l'abus des passions ou des richesses. Qui n'a remarqué que l'Anglais, ne pouvant supporter les chagrins domestiques, cherche une diversion aux maux qui le poursuivent, en promenant par toute l'Europe sa nullité et sa nonchalance, que chez lui l'égoïsme engendre le célibat, lequel entretient l'égoïsme, et que tous deux conduisent au suicide.

Le suicide était rare en Angleterre, quand les Romains en firent la conquête, rare aussi à la naissance de Rome, rare en France, avant Louis XV, rare dans les temps primitifs, et l'histoire des Juifs si féconde en meurtres de tous genres, n'en constate pas d'exemple, avant ceux de Saül et de son écuyer. Cessons donc d'accuser les vents, les éléments et les saisons, pour attribuer aux lois, aux mœurs, aux usages, une influence bien plus réelle, et gardons-nous du ridicule de ceux qui voient, dans les évolutions d'une planète, une coïncidence avec les aberrations de l'esprit humain.

Nous lisons dans l'excellente description de M. Villette, auquel nous avons emprunté quelques-unes de ces réflexions, que Dupuytren, appelé à se prononcer dans un rapport juridique, au sujet du cadavre d'un homme qui portait au cou une incision profonde, faite, selon toutes les apparences, par un rasoir, après avoir constaté, devant les élèves présents à l'autopsie, que le cœcum était le siége d'ulcérations, n'hésita point à affirmer que si cet individu avait été assassiné, il portait au moins en lui-même, une violente propension au suicide.

Quoiqu'il en soit de la justesse de cette explication, émanée d'un homme si grand dans la science, il faut avouer que le médecin ne saurait apporter trop de réserve dans ses décisions, et trop de soin à noter les altérations cadavériques, quand il s'agit d'autopsies judiciaires.

Quant aux moyens employés pour se détruire, il est une remarque générale qui permet de les résumer tous de la manière suivante : c'est que tout ce qui a l'énergie virile, a recours à des moyens violents, et que tout ce qui a faiblesse de femme, a recours à des moyens analogues à son peu d'énergie. Les premiers se brûlent la cervelle, les seconds se pendent ou s'empoisonnent.

Quand il s'agit de suicides inaccoutumés, étranges, le médecin légiste n'oubliera pas ce fait si curieux rapporté par Ruggieri, pharmacien à Venise; il s'agit d'un cordonnier, qui conçut et exécuta seul le projet d'imiter exactement sur lui-même, le supplice du Christ, et tant d'autres qui se sont tués eux-mêmes, en se frappant le crâne à coups de marteau.

Dans le deuxième cas de suicide que nous avons rapporté, il ne nous est point permis d'affirmer que le suicide ait été prémédité, ou en d'autres termes, qu'il y ait eu, chez cet homme, intention de s'ôter la vie. Cette preuve ne saurait découler de l'examen du cadavre, ni de la présence de l'alcool dans l'estomac; tout ce qu'a pu affirmer le médecin légiste, c'est qu'il y avait eu intoxication alcoolique.

V. *Autopsie d'un enfant nouveau-né, pratiquée dans le but de déterminer le genre de mort.*

Nous avons été appelés au mois de juillet 1846, dans une auberge située au lieu dit des Bottes, sur la route de Boulay, pour déterminer le genre de mort auquel avait succombé un enfant nouveau-né. Il n'y a rien de remarquable dans ce rapport; nos conclusions ont été que l'enfant qui n'avait pas respiré, avait succombé, pendant un travail laborieux, par suite d'une présentation du bras.

Mais ce fait a son intérêt moral, et tout médecins experts que nous étions, et par conséquent obligés de ne voir que le fait lui-même, pour lequel nous avions été mandés, il nous a été impossible de ne pas être émus de pitié, en trouvant au fond d'une étable, et sur la litière des chevaux, une jeune femme abandonnée à elle-même, sans secours, sans refuge, autre que celui qu'elle devait à l'hospitalité peu généreuse d'un aubergiste, ayant près d'elle, dans une vieille boîte, le corps inanimé de son enfant.

Cette malheureuse, surprise par les douleurs de l'enfantement, avait cru trouver du secours en venant frapper à la porte des hôpitaux de Metz; partout elle fut repoussée, et forcée de quitter une ville qui n'a pas un lit à donner à la femme, quelle qu'elle soit, sur le point de devenir mère; indignée, elle impose silence aux douleurs qu'elle éprouve, et la nature parlant plus haut que sa volonté, elle vient accoucher dans une étable de l'auberge des Bottes. Si le fait n'était là, flagrant, constaté, irrécusable, nous n'aurions point cru à tant d'indifférence, et nous aurions d'avance affirmé que toute femme, en mal d'enfant, ne saurait solliciter en vain l'*hospitalité*, à la porte d'un *hôpital*.

VI. *Exercice illégal de la médecine par une somnambule.*

Une femme est accusée d'exercer illégalement l'art de guérir, la justice a intérêt de savoir si cette femme, qui se dit somnambule, est réellement endormie, lorsqu'elle fait des prescriptions aux malades, qui viennent la consulter. Et, à cette occasion, comment ne pas remarquer que le moyen de répression est vraiment illusoire, et que bien loin d'atteindre le but que s'est proposé le législateur, il sert à mettre en évidence ceux qui sont poursuivis, et qui ont intérêt à être connus, afin d'exploiter la crédulité des malades. Revenons au sujet qui nous occupe: en conséquence du réquisitoire des magistrats, les médecins experts interviennent, et constatent que cette femme est en état de sommeil, au moment de leur examen. Un flacon d'ammoniaque mis sous le nez de cette femme endormie, ne provoque ni éternuement ni larmoiement, quelques gouttes de cet alcali, versées sur le dos de la main, n'occasionnent aucune sensation. La somnambule, avec laquelle les médecins sont mis en rapport (pour employer les termes consacrés par ceux qui somnambulisent), la somnambule, disons-nous, est invitée par eux à tremper le doigt indicateur dans le flacon. A l'instant même, le doigt en est retiré avec précipitation, la figure de la femme exprime l'anxiété la plus vive, qui se traduit par des pleurs, des sanglots, enfin, par un véritable état convulsif. Nous avons regretté que l'action du médicament se soit développée instantanément; car notre projet était de demander à la malade quelle était la substance qu'elle touchait, ce qui, à notre avis, eut été assurément moins difficile, que de voir ce qui se passe dans le corps des personnes à la crédulité desquelles s'adresse ce genre d'industrie.

Nous avons conclu, après examen attentif, qu'il y avait évidemment sommeil, mais voilà tout; notre mission ne s'étendait pas au-delà. Nous croyons cependant devoir faire connaître notre manière de penser, au sujet des cures merveilleuses attribuées aux femmes qui sont en proie au sommeil magnétique.

Ces questions ont sans doute été longuement traitées, savamment discutées; mais il est arrivé en magnétisme, ce qui arrive en politique, en religion ; les discussions n'ont pas eu de résultat, on a discuté, on s'est disputé même, et chacun est resté de son avis.

Cependant, en magnétisme, on est en droit de demander à voir, car rien n'est si brutal qu'un fait; mais ce fait qui l'a vu? qui a pu le saisir? Personne, si ce n'est le magnétiseur lui-même ; car c'est toujours dans la ville voisine, en Angleterre, qu'il s'est passé. Pour notre part, nous ne demandons qu'à voir, et jusqu'à présent nous n'avons jamais vu que des sujets endormis, et sur l'esprit desquels agit énergiquement la volonté d'un magnétiseur.

Notons bien qu'il faut des sujets de choix, c'est-à-dire, des esprits faibles, crédules, timides, sans volonté, de vrais pauvres d'esprit, des êtres peu favorisés du côté des facultés intellectuelles; qu'il y a pour eux une éducation à part, qui consiste à les amener, peu à peu, à cet état nécessaire de dégradation, en les dépouillant successivement de tous les attributs de l'intelligence.

Tels sont ceux que les magnétiseurs appellent des sujets de choix. Enfin, voilà votre somnambule endormie, mais là n'est pas la difficulté, car ce sommeil spontané ou provoqué, est une infirmité beaucoup plus fréquente chez la femme que chez l'homme. Ce sommeil n'est d'ailleurs, souvent, qu'un symptôme d'une lésion de l'utérus, et il a plus d'une analogie avec l'hystérie ou la catalepsie.

Notons que l'utérus semble être en rapport inverse de développement avec le cerveau, et en rapport inverse aussi d'action, avec l'intelligence. Mais, dira-t-on, cette somnambule qui dort devant vous, parle! sans doute, elle parle, elle nous répond même; mais qui ne parle pas pendant un sommeil pénible? On ne peut pas dire qu'un être endormi soit mort, il respire, ses sens veillent, leur sensibilité n'est pas détruite, elle n'est que diminuée. Les sens alors, au lieu d'aller au-devant des impressions, sont réduits à un rôle purement passif; il en est de même de l'intellect; il ne peut plus s'exercer sur des impressions venues du dehors, il s'exerce sur des souvenirs d'impressions reçues; ou plutôt ces impressions, recueillies pendant la veille, développent des actes intellectuels, qui se traduisent par des paroles ou des gestes, en raison de l'habitude acquise par les organes d'obéir à l'intelligence. Mais si l'utérus, ou tout autre organe, recevant des filets du grand sympathique, intervient par son excitation, et s'élève, par cette intervention même, jusqu'au rôle des organes innervés par les nerfs sensoriaux, en fournissant au cerveau, ce lien des deux vies, des impressions inaccoutumées, il remplace un sens, comme cela arrive dans le délire des malades. Alors, en vertu de la réaction cérébrale, ces impressions, plus ou moins complètement élaborées, donnent lieu à des actes, en apparence raisonnés, tout aussi bien qu'un piano résonne sans harmonie, sous le doigt de celui qui n'est pas musicien. Il existe entre les diverses périodes de la vie physique, et le developpement de la vie intellectuelle, une solidarité telle, que si les organes de la vie de relation s'affaiblissent, les facultés intellectuelles s'affaiblissent, et *vice versà ;* et l'existence se circonscrit dans les organes de la vie organique. En effet, les instruments de nos impressions s'affaiblissant, la pensée manque d'élément pour se former; les organes de l'enfant se développant et se fortifiant, à mesure que la pensée grandit chez lui, l'homme n'est complet qu'à un certain moment de sa vie, alors que, pour parler le langage de M. de Bonald, son intelligence est convenablement servie par ses organes. Si l'on remarque que la volonté et le libre arbitre, chez le vieillard, cèdent leur place aux habitudes, et que la vie, chez lui, se borne à la digestion et au sommeil, c'est-à-dire, à des actes instinctifs ; pourra-t-on alors s'étonner de ne trouver, dans les sujets des expériences magnétiques, que des individus à constitution débile, à existence étiolée et chétive, des êtres rabougris, en proie de bonne heure à toutes les infirmités d'une vieillesse anticipée, des êtres qui ne s'élèvent que par moments, et pendant leurs rêves pénibles, jusqu'aux actes qui exigent l'intervention de l'intelligence, au moyen d'une activité d'emprunt ; des êtres enfin, vivant à la manière des fœtus acéphales. Tiendra-t-on grand compte, alors, des propos incohérents, étranges, proférés par des êtres sans intelligence, et auxquels les amis du merveilleux prêtent un sens et une application?

Les magnétiseurs affirment que les martyrs de leurs expériences sont doués du don de double vue, qu'ils cessent de voir avec leurs yeux, mais qu'ils voient très-bien avec le bout de leurs doigts ou avec leur épigastre, selon les cas; car, disent-ils, tous n'ont pas la même aptitude, et en magnétisme, comme dans les sciences, chaque somnambule a sa spécialité. Les physiologistes ont eu le plus grand tort, à notre avis, au point de vue du magnétisme, de chercher à prouver, comme ils l'ont fait, qu'un nerf ne pouvait être remplacé par un autre, et que chacun d'eux jouissait de fonctions à lui propres. Les assertions des partisans du magnétisme sont donc purement gratuites, comme le sont celles de beaucoup de gens, qui promettent ou affirment toujours, sans tenir ni prouver jamais rien.

En effet, l'œil, celui de nos organes qui reçoit le plus de nerfs, auquel il en arrive de tous les points du cerveau, devrait se contenter de son nerf optique ou de tout autre, puisque le même nerf aurait pu alternativement ou simultanément fonctionner comme nerf sensitif ou moteur. Nier les conséquences qui découlent de ces réflexions physiologiques, c'est s'obstiner à nier l'évidence. Mais il est un argument que nous mettons au défi les magnétiseurs présents et futurs de réfuter; c'est le suivant:

La vue ne peut s'exercer sans un appareil spécial; cet appareil doit être construit, de manière à fournir à chaque point d'un nerf épanoui, sous forme de membrane, une impression isolée, et pure de tout mélange avec une impression voisine, afin qu'elle puisse être isolément transformée en sensation. Si cette condition n'est pas remplie, et si la totalité de l'objet fournit une impression sur chaque point sentant de la rétine, il ne peut y avoir de vision distincte, et l'œil ne pourra plus distinguer que la lumière de l'obscurité, mais il ne percevra point les objets. Empruntons à Muller son ingénieuse figure, pour expliquer ce qui précède, et ne nous bornons pas à ces considérations abstraites. Soient trois points,

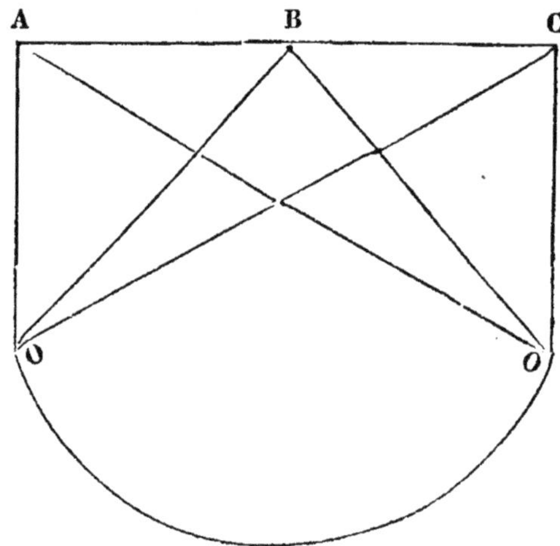

A, B, C, de couleur différente, appartenant à un objet quelconque placé en face d'une membrane O O, que l'on nomme rétine, et supposons qu'il n'y ait entre l'objet et la membrane sensible, aucun appareil d'optique. Le point A est jaune, par exemple, mais il rayonne dans tous les sens, et par conséquent la base du cône de lumière qu'il envoie, s'appuye sur toute l'étendue de la concavité de la rétine. Le point B, est rouge, et rayonne de la même manière. La base du cône lumineux émanant du point C, qui est blanc, et les bases des deux cônes lumineux précédents, se confondent. Pense-t-on qu'il soit possible à la rétine, d'apprécier isolément le point A, le point C ou le point B? non, sans doute! ces trois impressions seront confondues, et il en résultera une impression unique, qui sera le produit de la combinaison des trois couleurs, et, par le fait, la rétine ne verra rien, si ce n'est, tout l'objet ABC, avec une couleur identique. Donc, en admettant même qu'il y ait transposition de l'aptitude d'un nerf, à recevoir une impression, et que le bout du doigt ou l'épigastre puissent devenir susceptibles d'apprécier le contact fugitif et délicat de la lumière, il est, et sera toujours physiquement impossible au doigt ou à l'épigastre, devenus tout-à-coup une rétine, par ordre du magnétiseur, d'apprécier autre chose que la lumière ou l'obscurité; il y a loin de là, à distinguer nettement les objets.

Que dire alors des personnes, à l'affût du merveilleux, qui écoutent ces nouvelles pythonisses? Si ce n'est qu'elles sont à plaindre pour leur crédulité, et qu'elles ne peuvent être justifiées de cette faiblesse, que par l'exemple d'hommes instruits qui, de nos jours encore, se croient poursuivis par des sorciers et des revenants.

Nous ne quitterons pas ce sujet, sans avoir examiné la question de savoir, s'il peut y avoir dommage, pour les malades, à exécuter les prescriptions magnétiques. En principe, nous pensons: oui, il peut y avoir danger, mais en réalité, non, il n'y en a pas, et voici pourquoi: parce que les somnambules, comme cela est prouvé, sont presque toujours des imbéciles, et que, malgré leur don de double vue, leurs prescriptions sont puisées dans le cadre fort limité de leurs connaissances, et de leurs souvenirs; ainsi, ce sont des bains de lait, des cataplasmes de persil ou d'épinards, des onctions faites avec plusieurs livres de beurre; jusque-là le danger n'est pas grand, et chacun peut, sans crainte, se soumettre à ce genre de médication. Il peut même se faire que cette médication ait, pour le consultant, un résultat avantageux, si son imagination seule est malade. Si par hasard, il venait à l'esprit de la somnambule de conseiller l'emploi de moyens inconnus au public, ou très-énergiques, il y a toujours de la part des personnes qui consultent, telles niaises qu'elles puissent être, un sentiment de défiance qui les sauve-garde.

Cependant il y a parfois danger à écouter aveuglément les conseils dictés par l'oracle : c'est un bain, par exemple, conseillé pour un cas de pneumonie ; mais ce bain, qui peut à la rigueur convenir dans un cas de pneumonie, s'il est pris avec toutes les précautions imaginables, peut devenir funeste, s'il est prescrit par une somnambule, lorsqu'elle prononce laconiquement, et d'une manière solennelle, « *prenez un bain !* » Nous nous tairions sur ces sortes de matières, car il y a des choses qu'il faut se garder de réfuter, et nous n'avons point pris pour tâche de discuter la valeur de prescriptions semblables, ce serait leur accorder trop d'importance; mais notre but est autre, c'est celui de prouver aux vrais croyants, qu'il y a chez eux, comme dit Gall, un organe qui fonctionne outre mesure; c'est l'organe du merveilleux.

Nous ferons suivre ces réflexions du très-court rapport qui nous les a suggérées. Une seule question nous était posée par M. Padox, juge instructeur.

« La femme M. est-elle réellement douée du sommeil magnétique ? »

Nous commençons par établir que, parmi les phénomènes que l'on désigne sous le nom de magnétiques, il en est un certain nombre dont on ne peut contester la réalité ; tandis qu'il en est d'autres, auxquels on ne peut accorder aucun caractère de certitude, quelle que soit d'ailleurs la bonne foi avec laquelle ils puissent être rapportés.

Les faits du premier ordre sont entr'autres : les pandiculations, les baillements, les mouvements convulsifs, le somnambulisme avec insensibilité plus ou moins marquée, ou, au contraire, avec exagération de la sensibilité, des rires, des cris, le sommeil, et enfin les phénomènes qui ne sortent pas de l'ordre de la nature.

Les faits du deuxième ordre, sortent complètement de la sphère des phénomènes physiologiques, avec lesquels même, ils sont ordinairement en contradiction. Nous pensons qu'ils sont le plus souvent l'effet d'illusions ou de prestiges, de séduction ou de l'enthousiasme, et de la crédulité, ou l'effet de préventions, qui font trop souvent ajouter foi à ce que l'on désire. En supposant que ces faits existent, ils sont toujours difficiles à produire, de l'aveu même des magnétiseurs.

Le sommeil magnétique n'est ordinairement qu'une somnolence pénible, troublée par des mouvements convulsifs. Pendant ce sommeil, le cerveau peut entrer en fonctions, de telle sorte que la personne endormie, réponde aux questions qu'on lui fait, dans la mesure de ses connaissances ou de ses souvenirs. En même temps la circulation est activée. Appliquant ces considérations au cas actuel; nous constatons que la femme M. était dans les conditions suivantes, lorsqu'elle fut soumise à notre observation: paupières supérieures abaissées, respiration profonde, peau légèrement moite, circulation régulière mais accélérée, réponses aux questions qu'on lui pose; elle n'éprouve aucune impression, sous l'influence d'un flacon d'ammoniaque passé à plusieurs reprises sous le nez. Nous négligeons de mentionner les faits plus ou moins bizarres dont nous avons été témoins, parce qu'ils n'ont aucune relation avec ce que nous avons à constater, et nous concluons que la femme M. était en proie à cette sorte d'assoupissement, à ce sommeil qu'appelle l'influence de l'imagination, à ce sommeil enfin, qui survient chez certaines femmes vaporeuses, chez certains individus à esprit prévenu, pendant les manœuvres d'un magnétiseur, qui leur inspire une grande confiance.

VII. *Détermination de la nature de certaines taches existant sur une blouse* (1).

(2) La blouse que nous avons à examiner, est en toile de coton, bleue, déchirée et brûlée en divers endroits ; elle est remarquable par sa malpropreté. Elle présente en arrière, sur le milieu, et en bas, juste à l'endroit qui correspond aux fesses, dans la station assise, une tache qui a 10 centimètres de hauteur sur 8 de largeur, et une autre, plus à droite, quoique au même niveau, présentant 3 centimètres de hauteur sur 4 de largeur. Ces deux taches principales sont entourées, et réunies entr'elles, par un nombre considérable de petites taches de même nature. Il existe sur le milieu de la manche gauche, à la partie qui correspond au coude, une tache analogue. Ces taches communiquent au tissu, une certaine densité, une certaine raideur, qui n'existent pas ailleurs ; la coloration en est d'un brun rougeâtre sale ; il semblerait qu'une partie de la matière qui les forme, a été enlevée par de l'eau. Nous ne voulons pas dire pour cela qu'on a eu l'intention de les faire disparaître par un lavage ; mais, comme il ne reste plus que de la matière, en quelque sorte incorporée au tissu, on peut croire qu'une grande partie a disparu par le fait d'une pluie prolongée, par exemple.

Après avoir constaté ces faits, nous nous sommes occupés

(1) Nous donnons dans leur entier les deux rapports suivants, parce que nous regardons en général, comme très-difficile, la solution des questions qui y sont traitées. Nous en retranchons cependant, comme nous l'avons fait jusqu'à présent, le préambule qui mentionne la prestation de serment, et relate l'ordonnance en vertu de laquelle le médecin fonctionne.

(2) Ce rapport a été fait, à propos d'une accusation de meurtre, et il a été prouvé aux débats, que les taches existant sur la blouse, avaient été produites par du sang.

de l'examen chimique de ces taches. Nous avons coupé une portion maculée de la blouse, et nous l'avons suspendue dans une éprouvette en verre, à moitié remplie d'eau distillée, de manière qu'elle était complètement immergée, sans cependant toucher le fond. Au bout de quelque temps, il s'est détaché, du morceau d'étoffe, des stries rougeâtres qui gagnaient le fond de l'éprouvette. Le lendemain, l'eau était fortement colorée en rouge, particulièrement dans ses couches inférieures; le morceau de blouse était sensiblement, mais non complétement décoloré; la matière des taches est restée rougeâtre, et le tissu, après dessiccation, a conservé sa raideur.

Cette eau colorée, placée dans une petite capsule de porcelaine, et exposée à une température de 100 degrés, a perdu sa coloration; elle est devenue d'un gris opalin, en même temps, il s'y est formée des caillots. Cette liqueur, ainsi chauffée, n'est devenue à peu près limpide, qu'après plusieurs filtrations. Le dépôt resté sur le filtre, traité par une dissolution concentrée de potasse pure, s'est dissout presque complétement, et la dissolution s'est troublée par l'addition d'une suffisante quantité d'acide chlorhydrique.

Le liquide filtré, est naturellement d'un gris verdâtre, vu par réflexion, et il a une teinte rosée, vu par réfraction. Ces expériences, répétées trois fois, sur d'autres portions détachées de la blouse, nous ont donné les mêmes résultats.

La liqueur colorée en rouge, obtenue par la macération de l'étoffe dans l'eau, traitée par l'ammoniaque, n'a pas changé de couleur; le chlore n'y a pas produit de précipité.

Avant d'aller plus loin, nous croyons devoir rappeler ici, comment se comportent les taches de sang, dans les circonstances que nous avons indiquées.

Le tissu taché a une coloration brune rougeâtre, plus ou moins foncée, et la forme des taches varie, suivant la manière dont le sang a été projeté sur le tissu: ce qui se comprend assez, sans explication.

Placé dans une éprouvette à moitié remplie d'eau, de telle sorte qu'il immerge complètement sans toucher le fond, le tissu se décolore, en fournissant à l'eau des stries rougeâtres qui gagnent le fond du vase, et qui colorent en rouge la partie inférieure du liquide. En même temps, le tissu taché se décolore, et il reste, à la place de la tache, une petite couche grisâtre de fibrine adhérente, que l'on peut enlever avec la lame d'un scalpel.

Le liquide de la macération est coloré en rose, chauffé à 100°, il change de couleur, devient grisâtre, se trouble et dépose des flocons; si l'on sépare le liquide des flocons qui se sont déposés, et qu'on le traite par la potasse, il prend une teinte verte, vu par réflexion, et une teinte rosée, vu par réfraction. Quand aux flocons, ils sont solubles dans la potasse, et se coagulent de nouveau, par l'action du chlore, ou de l'acide chlorhydrique.

Le liquide rose provenant de la macération, ne change pas de couleur par l'ammoniaque; mais il se trouble, et laisse déposer des flocons, sous l'influence du chlore.

Comme on le voit, le résultat de nos expériences a beaucoup d'analogie, avec ce qui se passe lorsqu'on agit sur des taches de sang. Cependant nous aurions voulu une identité plus complète; ainsi la liqueur d'où nous avons séparé le *coagulum*, est restée naturellement verte, vue par réflexion, et rose, vue par réfraction; ces nuances n'auraient dû se manifester que sous l'influence de la potasse. La liqueur colorée par le fait de la macération, n'a pas, il est vrai, changé de couleur par l'ammoniaque, mais elle aurait dû précipiter par le chlore, ce qui n'a pas eu lieu, et cependant elle était très-chargée de matière colorante; en 3.e lieu, nous aurions voulu obtenir, comme conséquence de la macération dans l'eau, et à la place de la tache, une petite couche grisâtre de fibrine, ce qui n'a pas eu lieu, d'une manière bien tranchée. On peut, il est vrai, s'expliquer ce résultat incomplet, en remarquant que dans le cas soumis à notre expertise, la matière qui forme les taches, est en quelque sorte incorporée au tissu, sans y former une saillie, comme cela se remarque ordinairement.

Ces résultats incomplets, et qui ont toujours été identiques, malgré nos expériences réitérées, ont jeté quelques doutes dans notre esprit, doutes encore augmentés par la position même des taches à la partie postérieure de la blouse. On s'explique difficilement en effet, comment dans un cas de meurtre, des taches de sang existeraient à la partie postérieure de ce vêtement. Ces différentes causes d'incertitude que nous croyons devoir exposer avec loyauté, nous ont conduit à faire quelques autres expériences, dans le but de nous éclairer d'avantage.

Nous avons détaché avec soin, une petite quantité de la matière des taches; nous l'avons placée sur une plaque en verre et nous l'avons délayée dans un peu d'eau distillée; puis, nous l'avons soumise à l'examen microscopique, dans le but d'en reconnaître la nature. Nous avons aussi examiné au microscope, le liquide provenant de la macération du tissu taché. Nous devons déclarer que, malgré la persévérance que nous avons mise dans cet examen, ces expériences ne nous ont conduit à rien; nous n'avons pu découvrir les globules sanguins. Nous sommes loin de regarder ces expériences microscopiques, comme concluantes; nous savons combien cet instrument est difficile à manier, et parfois infidèle dans les résultats qu'il fournit; cependant, si nous avions trouvé des globules analogues aux globules sanguins, sur le champ du microscope, leur présence serait venue corroborer nos recherches chimiques.

L'expérience suivante nous a tout à fait convaincus que la matière de ces taches est de nature animale. Nous avons fait macérer dans l'eau, une portion de tissu taché, et nous avons abandonné le produit de la macération, à l'action combinée de l'air et d'une température de + 15°. Au bout de quelques jours, le liquide a pris une odeur identique à celle des matières animales en putréfaction.

Enfin, nous avons fait calciner une portion de blouse tachée, dans un petit creuset de platine, et une portion d'égales dimensions de la même blouse non tachée : dans les deux circonstances, le poids du résidu a été le même. Cette expérience vient encore prouver la nature organique de la matière de ces taches.

En commentant les faits contenus dans ce rapport, on arrive à des conclusions sinon forcées, au moins extrêmement probables. La blouse est tachée ; la matière de ces taches est de nature organique, on ne peut nier cette assertion. Elle contient de l'albumine, et une matière colorante, ce qui est démontré par nos expériences ; ce n'est pas une matière animale grasse, car dans aucune expérience, nous n'avons pas trouvé de graisse ; la matière colorante qui y entre, est rouge, et ne change pas de couleur, sous l'influence de l'ammoniaque ; ce qui exclut l'idée que cette coloration pourrait être attribuée à une matière colorante de nature végétale.

Nous ne connaissons pas de matière animale, capable de former des taches brunes rougeâtres, sur un tissu, autre que le sang, et qui puisse fournir des résultats semblables à ceux que nous avons obtenus, dans nos différentes expériences. Nous croyons donc, sans cependant oser l'affirmer d'une manière absolue, que la blouse que nous avons examinée, a été mise en contact avec du sang, et qu'une partie de la matière sanguine, a été entraînée par de l'eau, provenant peut-être de la pluie, circonstance qui a probablement empêché nos résultats d'être absolument concluants.

VIII. *Attentat à la pudeur exercé sur une jeune fille de* 10 *ans ; vaginite. Examen et détermination de la nature des taches nombreuses qui se trouvent sur la chemise que cet enfant portait, au moment où elle a été soumise à des violences, et qu'elle a conservée sur elle pendant plusieurs jours.*

Ce rapport a été précédé d'un autre qui n'a pas d'importance scientifique; dans ce dernier nous avons conclu que l'enfant ne portait aucune trace de violence, et que, s'il y avait eu attentat à la pudeur, exercé sur elle, cet attentat n'avait pas été accompagné de viol.

La chemise est en calicot grossier, extrêmement sale, et souillée de taches nombreuses, provenant évidemment de sources différentes. La plupart d'entre elles, sont plus ou moins vertes, ou d'un vert jaunâtre, empesées; d'autres, sont d'un jaune blanchâtre; quelques-unes sont d'un jaune foncé, et proviennent évidemment de déjections alvines; enfin, on y remarque un grand nombre de petites taches lenticulaires, analogues à celles que déposent les puces.

Nous avons surtout porté nos investigations sur les taches qui existent sur le devant de la chemise, et dont les caractères physiques ne permettaient pas d'en apprécier la nature.

Voici le résultat de nos recherches.

Premières expériences. Taches vert jaunâtre empesées. Mises en contact avec de l'eau distillée, elles se désempèsent; placées sur une plaque métallique chauffée, elles ne jaunissent pas; la liqueur provenant de leur macération est trouble; chauffée, elle donne par l'évaporation *un coagulum albumineux abondant.* Une petite quantité de cette liqueur, évaporée dans un verre de montre, *laisse un enduit opaque sur le verre;* filtrée, elle reste légèrement trouble. L'acide azotique, le chlore, l'alcool, la teinture de noix de galle, l'acétate et le sous-acétate de plomb, la dissolution de bichlorure de mercure, y forment des précipités abondants. Tous ces caractères, qui se sont toujours exactement reproduits sur toutes les taches de la même nuance que nous avons examinées, appartiennent évidemment à un écoulement blennorrhagique.

Secondes expériences. Taches jaunes blanchâtres, peu empesées, présentant quelques-uns des caractères physiques des taches produites par le sperme. Ces taches ne *jaunissent point par la chaleur;* la liqueur provenant de la macération dans l'eau, donne, par évaporation, *un coagulum albumineux, abondant,* et laisse un enduit opaque sur le verre; les réactifs précédents y forment aussi des précipités abondants. La nuance de ces taches permet de les considérer, comme provenant d'un écoulement vaginal, leucorrhéïque. Le résultat de l'analyse ne contredit pas cette opinion; mais, l'âge de l'enfant, et surtout l'état de ses parties génitales, que nous avons décrit dans un autre rapport, engagent plutôt à admettre que ces taches sont de même nature que les précédentes; d'ailleurs, le résultat de l'analyse chimique est parfaitement en harmonie avec cette dernière manière de voir. Ces expériences renouvelées ont toujours donné les mêmes résultats, et nous ont confirmé dans la conviction, que presque toutes les taches que l'on remarque sur cette chemise, proviennent d'un écoulement blennorrhagique.

Troisièmes expériences. Il importait beaucoup de constater si quelques taches avaient été produites par du sperme, et, comme il en existait qui avaient cette apparence, nous avons dirigé nos recherches de ce côté. Cependant, la saleté du linge, la nature et la vétusté de son tissu, empêchent de reconnaître, à la simple inspection, les caractères ordinaires des taches spermatiques. Ainsi, nous trouvons bien des taches assez larges, ayant une teinte grisâtre; mais, leur circonférence n'est pas onduleuse, et elles ne montrent pas une coloration plus foncée, à leur pourtour qu'à leur centre; le linge taché n'est pas raide, comme cela arrive avec le sperme. Toutefois, cette absence de densité peut tenir à la nature du tissu.

Nous avons détaché une petite lanière de linge, formée, moitié par du linge taché, moitié par du linge non taché; nous l'avons placée sur une plaque métallique, recouvrant un fourneau qui avait été chauffé par du charbon, mais qui n'en contenait plus. La tache n'a pas jauni. Nous avons coupé, par petites lanières, du tissu taché, et nous avons introduit celles-ci, dans une petite éprouvette, où nous avons versé de l'eau distillée. Au bout de deux heures de macération, pendant lesquelles nous avons eu le soin de comprimer le linge de temps en temps, avec une baguette de verre, nous avons retiré ces lanières, en les comprimant entre les doigts, au-dessus de la petite éprouvette, et nous les avons laisséss sécher. Aprés la dessiccation, le linge avait complètement perdu le peu de densité qu'il avait avant l'expérience. Le liquide, provenant de cette macération, a été jeté sur un filtre préalablement mouillé. Le liquide presque limpide, qui s'est écoulé, a été évaporé au bain-marie, jusqu'à complète dessiccation, dans un verre de montre. Pendant cette opération, l'odeur spermatique n'a pu être constatée, à aucun moment. Nous avons jeté un peu d'eau sur le résidu de l'opération, lequel formait *un enduit opaque*, sur les parois du verre de montre; nous avons agité avec une baguette de verre : toute la matière est restée indissoute. Nous avons fait macérer une autre portion de la même tache; le liquide qui en est résulté, précipitait abondamment par l'alcool, l'acide azotique, les acétates de plomb, l'infusion de noix de galle, et la dissolution de sublimé.

Quatrièmes expériences. Les expériences précédentes n'ayant pu nous démontrer la présence du sperme, nous avons consulté le microscope, qui nous a souvent été fort utile dans des recherches de ce genre. Nous avons détaché, avec des ciseaux, une portion des taches présumées spermatiques; nous avons placé le tissu dans un verre à expériences, contenant de l'eau distillée, et nous l'avons abandonné à la macération, pendant vingt-quatre heures. Alors le liquide a été filtré, et le tissu taché et déjà macéré, a été placé dans une petite capsule de porcelaine, arrosé d'eau distillée, et chauffé à la flamme d'une lampe à alcool, jusqu'à ce que le liquide ait acquis une température de 60 à 70° c.; après quoi, il a été filtré. Enfin, le tissu qui avait déjà subi ces deux opérations, a été traité par de l'eau distillée, tenant en dissolution un seizième de son poids d'ammoniaque pure. Les liqueurs, provenant de ces trois expériences, ont été placées et rassemblées sur l'étendue la plus petite possible d'un filtre; nous avons laissé égouter ce filtre pendant plusieurs heures, et, lorsqu'il n'a plus été qu'humide, nous avons coupé son godet ou partie inférieure, de manière à obtenir une rondelle de 2 à 3 centimètres de diamètre. Cette rondelle a été renversée et appliquée sur un verre plan. Le filtre, ainsi renversé, a été humecté avec de l'eau ammoniacale, et soumis à de légères pressions; puis, nous avons placé le verre sur le porte-objet du microscope. Toutes ces opérations ont été faites, en vue de détacher du linge les animalcules spermatiques, et de les réunir sur cette lame de verre. Le résultat a été nul, c'est-à-dire, que nous n'avons pu remarquer, d'une manière bien nette, la présence des zoospermes. Cependant, dans l'une de nos tentatives pour les découvrir, car nous avons dû les répéter, il nous a semblé en apercevoir des débris; toutefois, nos impressions n'ont pas été assez nettes, pour pouvoir affirmer que ces débris appartenaient réellement à des animalcules spermatiques.

Conclusions. Le plus grand nombre des taches qui existent sur la chemise de la jeune Anna, ont été produites par la matière d'un écoulement blennorrhagique; il est impossible d'affirmer qu'il y avait des taches spermatiques, car, aucune de nos expériences ne nous l'a prouvé d'une manière incontestable. Néanmoins, nous nous garderons bien d'admettre qu'il n'y en avait pas. En effet, le linge était trop souillé, pour que les expériences chimiques aient pu avoir autant de valeur, que dans d'autres circonstances. D'un autre côté, beaucoup d'auteurs admettent, que les zoospermes disparaissent chez les individus affectés de maladies vénériennes; or, il est possible que Feydel, inculpé de viol sur Anna Gérardin, fut atteint de cette maladie, au moment de la perpétration du crime: ce qui expliquerait naturellement l'écoulement qui existe chez Anna. Dans cette supposition, on comprend que les spermatozoaires aient disparu sous l'influence du virus syphilitique, et que les expériences microscopiques n'aient pas donné de résultat positif. Nous devons ajouter d'ailleurs, que le microscope n'est réellement utile que, lorsque le linge taché, n'a pas été trop manié, et lorsque les taches sont bien nettes et non altérées par des mélanges de toute sorte, comme cela a lieu dans le cas présent. Nous restons donc dans l'ignorance absolue, à propos de la question de savoir, s'il y avait des taches spermatiques, parmi celles qui souillaient, en si grande abondance, la chemise d'Anna.

L'examen de cette chemise, nous confirme dans l'opinion que nous avons émise dans notre précédent rapport, c'est-à-dire, qu'Anna Gérardin est atteinte d'un écoulement blennorrhagique ; mais il ne prouve, en aucune manière, que cette jeune fille ait été violée, ou que l'on ait exercé des violences sur elle.

IX. *Détermination de l'âge d'un fœtus.*

Au mois de mars 1846, nous avons eu l'occasion de déterminer l'âge d'un fœtus expulsé par avortement, et d'indiquer si le cadavre portait des traces accusatrices de violence.

L'état de putréfaction avancée du fœtus, ne nous a permis de résoudre que la première de ces deux questions, celle relative à l'âge. Nous n'avons pu arriver à cette solution, que par l'examen des os et des points d'ossification, examen qui nous a permis d'établir que l'enfant avait 5 mois et demi, à peu de jours près.

X. Nous avons en outre été appelés plusieurs fois à constater s'il y avait des traces d'accouchement récent, chez plusieurs femmes inculpées du crime d'avortement provoqué. Ces rapports sont sans intérêt. A ces questions, pourrait se rattacher, tout au plus, l'examen du mode d'introduction du spéculum, dans les parties sexuelles, et des résultats auxquels peut conduire l'emploi de cet instrument.

Cet examen n'est pas fait par tous les médecins avec les mêmes précautions; et, quoiqu'il importe de le faire avec prudence, en le manœuvrant soi-même, au lieu de se placer nonchalamment à distance, pour constater les modifications survenues du côté du col de l'utérus, tant sous le rapport de son degré d'ouverture, que sous celui des déchirures récentes qu'on y observe quelquefois; il ne faut point cependant, faire consister tout le mérite du médecin, dans l'application de cet instrument, et vouloir le regarder comme le *vade mecum* obligé du médecin légiste; ou bien, comme un instrument, de l'emploi duquel découle de soi-même la solution de toutes les questions relatives aux accouchements récents, ou bien encore, comme on l'a fait, à notre connaissance, à la détermination de l'âge de la mère. C'est faire, à coup sûr, une trop large part à ce moyen investigateur.

Aussi, nous dispenserons-nous de reproduire des rapports de ce genre (1), qui n'auraient qu'un résultat, celui d'enlever tout le mérite, si mérite il y a, à notre communication.

XI. Dans le courant de l'année, notre intervention a été requise pour faire, à Marange, l'autopsie du cadavre d'un homme, qui avait succombé à une pneumonie, 25 à 28 jours après un coup porté sur la tête, dans une rixe. Cette autopsie avait déjà été pratiquée par M. Remy, médecin à St.-Avold; et, nous devons le dire, dans cette circonstance où notre ministère s'est excercé dans les limites d'une contre-expertise, nous n'avons eu qu'à nous louer de l'ordre, de la clarté, et de la sagacité avec lesquelles le premier rapport avait été fait; nous n'avons donc pu que reproduire les conclusions du rapporteur, et nous ne pensons pas qu'il soit nécessaire de les relater.

Si nous citons ce fait, c'est: 1.° pour être complet dans cette revue rétrospective; 2.° afin d'intercaler ici une réflexion que nous croyons opportune. Lorsque les médecins légistes reçoivent mission de se déplacer, lorsqu'ils opèrent en l'absence des magistrats, il peut se faire qu'ils rencontrent des difficultés de la part des autorités. Porteurs d'une ordonnance émanée du

(1) Rapports qui ne nous appartiennent point d'ailleurs.

juge d'instruction, ou d'un réquisitoire du procureur du roi, rien cependant ne les garantit dans l'exercice de leurs fonctions, aucune autorité ne pouvant leur être dévolue, puisqu'au magistrat seul, appartient le droit d'ordonner et de diriger les recherches. Il est à désirer, toutes les fois que la chose est possible, que les médecins opèrent sous les yeux même du magistrat, ne serait-ce que pour se mettre à l'abri de la curiosité avide, des habitants des campagnes.

XII. *Rapport relatif à une plaie de l'épaule avec fracture de l'acromion, produite à l'aide d'un rateau. Appréciation de la durée de l'incapacité de travail.*

Arrivés près du blessé, dont l'épaule était considérablement tuméfiée, il nous a fallu procéder avec ménagement, non toutefois, sans douleur pour le malade, afin de nous rendre compte des désordres survenus par suite de la blessure. Le temps écoulé depuis qu'elle avait été produite, n'étant point suffisant pour que le cal eût acquis de la solidité, nous avions l'espoir d'apprécier la crépitation, en obtenant le chevauchement de deux surfaces osseuses (car on avait dit qu'il y avait fracture). L'acromion n'était pas déplacé; pendant nos recherches, l'officier de santé du village arriva, et put nous guider mieux que personne, en nous faisant percevoir cette crépitation; c'est là un fait dont nous faisons sincèrement l'aveu, sans lui, nous serions restés dans le doute, sur l'existence de la fracture. Mais, vouloir se faire, auprès du malade, un mérite de notre franchise; tirer une preuve de notre incompétence ou de notre insuffisance, parce que la douleur inséparable de tout contact d'un organe blessé, ne nous a pas permis de porter un diagnostic prompt, c'est affirmer virtuellement que l'on est apte, soi-même, à résoudre, sans exception, tous les cas douteux. Ce sont là, cependant, des circonstances qui sont souvent exploitées dans les campagnes ; et plus d'un médecin doit la réputation usurpée dont il jouit, auprès de ses malades, soit à l'assurance avec laquelle il leur parle quand il est seul, soit à sa circonspection calculée, quand il est réuni à des confrères.

XIII. *Rapport sur un cas de monomanie supposée.*

Il s'agit ici d'une des questions les plus graves et les plus difficiles, dont la solution, précipitamment exprimée, peut apporter, parfois, un grand dommage aux intérêts des familles, ou même à l'individu qui est mis en observation. Un jeune homme est accusé de vol ; on a remarqué chez lui, avant le fait qui a motivé son arrestation, une conduite qui témoigne, ou d'un affaiblissement, ou d'un dérangement de l'intelligence. Des experts sont nommés pour constater s'il y a, ou non, monomanie, et si l'inculpé a eu, au moment du vol, conscience de ses actes. Tous les hommes qui ont médité sur les maladies mentales, savent bien qu'on ne peut asseoir un jugement motivé, que sur les circonstances qui découlent d'un examen minutieux, approfondi, et souvent répété ; que, lorsque, l'objet de cet examen, a été vu par toutes ses faces, et qu'on ne saurait être trop réservé à conclure. Si Gall a cherché à prouver que l'homme obéit à un penchant invincible, alors qu'il commet un acte que la loi punit, à plus forte raison, faut-il mûrir son opinion avant de l'émettre, quand il s'agit d'un dérangement dans les fonctions, ou dans l'une des fonctions cérébrales. Il faut que le magistrat soit, de son côté, initié à ces considérations, afin de tenir compte des décisions des médecins légistes.

Lallemand a prouvé de reste, dans son ouvrage sur les pertes séminales (car c'est à une affection de ce genre que nous avons attribué l'hébêtement, la stupidité, et la torpeur intellectuelle de l'accusé), que ces pertes entraînent tous les désordres possibles. Nous sommes suffisamment justifiés, en invoquant l'opinion de ce grand praticien, d'avoir dit que, s'il ne nous était point permis de conclure qu'il y avait monomanie, nous pouvions au moins affirmer, que la réclusion prolongée, ne serait pas sans danger pour l'accusé, et que c'était le livrer, en sévissant rigoureusement contre lui, à toutes les conséquences de l'isolement, c'est-à-dire, à tous les maux qui résultent des évacuations séminales, tant naturelles, que sollicitées.

XIV. Nous pourrions rapprocher de ce fait, un fait plus intéressant encore, soumis actuellement à notre observation, et pour lequel, notre honorable et savant confrère, le docteur Ibrelisle, a bien voulu nous prêter le concours de son expérience.

Il s'agit d'une femme à conduite déréglée, se livrant sans réflexion, et d'une manière désordonnée, à tous les actes de la vie. Cette femme, dont l'éducation est nulle, dont l'esprit est nourri par la lecture de romans, de poésies, et dont le corps est abandonné à la prostitution, est accusée de vol. Nous ne pourrions dire qu'elle est folle, car tout ce qu'elle dit est raisonnable, mais nous soupçonnons, sans en avoir acquis les preuves matérielles, qu'il y a chez elle, soit une ulcération du col de l'utérus, soit une affection de toute autre nature ou tout au moins, une surexcitation de cet organe, surexcitation qui doit influencer beaucoup l'exercice de ses facultés intellectuelles. De cet état d'excitation permanente, à la folie, il n'y a qu'un pas : on peut appliquer ici l'adage suivant : *Hœc mulier propter uterum, et in utero vivit.*

XV. Une jeune fille est séduite; une lettre égarée écrite par elle-même, l'accuse d'avoir eu recours à des moyens abortifs. Des sangsues appliquées en grand nombre, autour des parties sexuelles, témoignent du fait. A dix jours de là, nous sommes appelés à constater, si ces tentatives ont été suivies d'effet; en d'autres termes, si la grossesse existe, ou si l'avortement a eu lieu. Chacun devine qu'il ne nous a point été permis d'affirmer que cette jeune fille était grosse, puisque la conception ne saurait remonter au-delà de quatre semaines; si la congestion des grandes lèvres, indiquée par Casimir Broussais, comme un indice de grossesse, peut, dans certains cas, donner des doutes, la valeur de ce signe était détruite, par le fait de l'application des sangsues.

Nous avons examiné le col qui était à l'état normal, comme chez une femme qui n'a jamais eu d'enfants; mais le vagin était tapissé par une couche épaisse d'une matière caséeuse. Voici le parti que nous avons tiré de cette circonstance, insignifiante en apparence, et quelles ont été nos conclusions.

« Nous ne pouvons dire si cette jeune fille est grosse ou non; mais s'il y avait eu avortement récent, il n'aurait pu avoir lieu sans perte de sang, qui aurait lavé, ou teint en rouge, cet enduit blanchâtre dont nous venons de parler. Or, cet enduit est épais, sa présence dans le vagin, remonte au moins à dix jours, car sa dûreté a été produite par l'absorption qui s'est exercée sur les parties les plus liquides. Il n'y a donc point eu d'avortement depuis dix jours, et si cette fille était grosse, elle doit l'être encore. » Nous apprenons aujourd'hui même (21 juillet 1847), que l'accouchement a eu lieu il y a un mois.

XVI. *Rapport sur un cas présumé d'infanticide, aveu du crime, auteur inconnu, acquittement des trois prévenus.*

Nous soussigné, docteur en médecine, à la résidence de Metz, sur la réquisition de M. le procureur du roi près le tribunal civil, nous sommes transporté, le 30 avril 1846, à Pommerieux, canton de Verny, à l'effet d'y procéder à l'autopsie du cadavre d'un enfant nouveau-né, dont la nommée Jeanne Cuny est accouchée le 26 de ce mois, et de déterminer, si cette mort doit être attribuée à une cause criminelle ou à une imprudence.

A notre arrivée à Pommerieux, nous avons appris, que le cadavre avait été inhumé le lundi 27, et M. le maire de la commune a fait, sur notre invitation, immédiatement procéder à son exhumation. Ce cadavre, qui est enveloppé d'un linge blanc, et placé dans une bière en bois de peuplier, est celui d'un enfant du sexe féminin, très-fort, gras, bien constitué. La couleur de la peau, qui est d'un blanc mat, a attiré tout d'abord notre attention, et nous nous sommes demandé, à quoi nous devions attribuer cette teinte inaccoutumée, si elle n'était pas due à une perte considérable de sang?

Le ventre est entouré d'une bande qui protége le nombril. Le cordon ombilical n'a qu'un centimètre et demi de longueur, il est sec, lié très-solidement, la section en est irrégulière.

Longueur	du fœtus mesuré du vertex au talon.	$0^{m},500$
—	de l'ombilic au talon.......... ...	$0^{m},225$
—	du vertex à l'ombilic............	$0^{m},275$

Examen extérieur. Le tronc et les extrémités supérieures et inférieures, ne portent aucune trace de violence ni aucune ecchymose. Nous remarquons sur le sommet de la tête, et au niveau de la partie moyenne du pariétal gauche, une blessure en étoile, qui réclame de notre part, une description toute particulière.

Un lambeau arrondi, comprenant toute l'épaisseur du cuir chevelu, adhère en avant et en dehors, dans une étendue de deux centimètres, et recouvre une plaie ayant les dimensions et la forme d'une pièce de cinq francs.

Ce lambeau de peau est libre partout ailleurs, et par son bord, et par sa face interne; il peut être soulevé, puis renversé en avant, à la manière d'une soupape mobile.

Il est circonscrit, excepté dans le point adhérent, par une solution de continuité, linéaire, nette et franche, ayant la forme d'un croissant, à concavité antérieure et externe. Sur le milieu du côté convexe, s'abaisse, d'arrière en avant, une autre solution de continuité, rectiligne, ayant deux centimètres de longueur.

L'ensemble de cette plaie, lorsque les lèvres en sont rapprochées, rappelle assez bien la forme d'un scorpion de grande dimension.

Si l'on renverse le lambeau en avant, la plaie présente une forme circulaire, on la dirait produite par un emporte-pièce, car les lèvres en sont taillées à pic. Son diamètre antéro-postérieur est de trois centimètres, le diamètre transversal en a quatre. Le péricrâne est détaché en dedans, dans la moitié de la plaie, et l'os est à nu.

Si à l'aide d'une pince à dissection, on soulève successivement le pourtour de la plaie, dans tous les sens, on constate que les téguments n'adhèrent plus au crâne, qu'ils sont fortement ecchymosés, à leur face interne, et que les os eux-mêmes sont imbibés de sang. Ce décollement existe tout autour, et dans une grande étendue.

Du reste, les os du crâne sont intacts partout.

Comme cette pièce anatomique pouvait devenir très-importante, nous l'avons détachée à l'aide de ciseaux, afin de la déposer entre les mains de M. le procureur du roi.

Nous nous sommes d'ailleurs scrupuleusement abstenu, d'altérer en rien sa forme et son étendue, soit à l'aide de tractions immodérées, soit à l'aide d'aucun instrument tranchant.

Continuons d'exposer à présent, l'état des autres parties du corps, et les résultats qui nous ont été fournis par l'autopsie.

Le crâne est couvert de cheveux, d'un blond châtain, qui ont $0^{m},032$.

Les ongles sont bien développés, et dépassent la pulpe des doigts.

AUTOPSIE.

Examen du crâne. Le crâne est enlevé, par une incision circulaire, pratiquée au moyen de ciseaux. Sa face interne est vivement colorée en rouge, dans les points correspondants à la plaie extérieure. Sur le trajet de la scissure antéro-postérieure de l'encéphale, et sous la dure-mère, existe un épanchement considérable de sang, rouge et coagulé. Le cerveau n'offre d'ailleurs, dans la profondeur des hémisphères et dans son tissu, aucune coloration anormale, ni aucune altération appréciable.

Poitrine. Les poumons, le cœur et le thymus sont extraits de la cavité thoracique et placés immédiatement dans un baquet rempli d'eau froide, les poumons surnagent, mais le cœur et le thymus occupent la partie inférieure.

Les poumons sont ensuite séparés, ils surnagent complétement, et dépassent le niveau de l'eau; coupés par petits morceaux, aucun d'eux ne se précipite au fond du vase.

Le cœur ne contient pas de sang dans ses cavités, le trou de botal est largement ouvert.

Abdomen. Sur la face convexe du foie, à gauche du ligament suspenseur, existe une ecchymose, marbrée, arrondie, ayant les dimensions d'une pièce d'un franc, et qui intéresse une épaisseur de 4 millimètres du parenchyme de cet organe.

Les artères ombilicales sont béantes, après leur section, près de l'ombilic. L'estomac contient un liquide transparent, de consistance sirupeuse, au milieu duquel, sont suspendues sans être dissoutes, quelques stries de sang.

Le gros intestin est verdâtre et distendu par le méconium, dans toute son étendue, il ne paraît pas qu'il s'en soit échappé au dehors, du moins en quantité considérable.

Les fémurs présentent entre leurs condyles, au milieu de l'épiphyse cartilagineuse, un point d'ossification, rouge, très-consistant, et difficile à couper à l'aide du scalpel.

On remarque un point d'ossification, au milieu de la première et de la deuxième pièce du sternum.

D'après les renseignements que nous avons recueillis, tant de la bouche de l'une des femmes, qui ont été appelées près de la fille Cuny, que de celle de l'accouchée elle-même, chez qui nous nous sommes transporté, après l'autopsie, avec M. le Maire; la fille Cuny étant seule, et assise près du foyer, aurait été tout à coup surprise par les douleurs de l'enfantement, se serait en toute hâte dirigée vers son lit qu'elle n'aurait pu atteindre. Pendant ce court trajet, le fœtus soudainement expulsé, serait tombé sur le plancher, où il se serait fait la blessure qu'il porte à la tête.

La fille Cuny aurait alors appelé à son secours, et sa mère, puis deux voisines arrivées aussitôt auprès d'elle, l'auraient transportée dans son lit; plus tard, une sage-femme aurait été mandée pour opérer la délivrance.

L'accouchement aurait eu lieu le 26 courant, à midi et demi, et l'enfant serait mort à quatre heures du soir à peu près, après avoir été ondoyé par la sage-femme, puis définitivement baptisé par M.•le Curé desservant de la commune.

Nous n'avons pu savoir, si le cordon ombilical avait été rompu pendant l'accouchement, ni prendre d'autres renseignements plus précis, auprès de la sage-femme. Quoiqu'il en soit, le cordon était sec et avait une longueur de 2 centimètres seulement, il était lié à l'aide d'un fil de chanvre fortement serré autour de lui.

La première question à résoudre est donc celle de savoir, si l'enfant a pu se faire cette blessure, par le fait de la chute et pendant l'accouchement.

Notons 1.° que le plancher est en bois, que ce plancher est interrompu en plusieurs endroits, qu'il est vieux, et que dans le lieu ou le fœtus serait tombé, plusieurs planches inégales circonscrivent un espace triangulaire, enfoncé, où se trouvent du plâtre et des gravois.

2.° Qu'un fœtus, dans certaines circonstances (et lorsque la femme a les jambes écartées, et que son bassin est large), peut bien être expulsé avec une certaine force, au dehors des parties génitales, mais cela n'a lieu qu'au moment de l'expulsion définitive, et le fœtus n'arrive ordinairement à l'orifice des parties extérieures que peu à peu, en dilatant douloureusement le col de l'utérus.

3.° Que la fille Cuny est primipare, qu'elle paraît âgée de 24 à 25 ans, circonstances, qui, toutes choses égales d'ailleurs, rendent le travail lent, douloureux à cause de la résistance apportée par le col, et les parois vaginales.

4.° Que dans le plus grand nombre des cas, la poche amniotique se rompt, et les eaux en s'écoulant, avertissent la femme du moment prochain de la parturition.

5.° Qu'un fœtus, quelle que soit la rapidité de son expulsion, dans les présentations du crâne, ne sort cependant que d'une manière successive; que la tête exécute en sortant un mouvement de rotation, après lequel a lieu un temps d'arrêt, au niveau du cou. Puis chaque partie du corps est comprimée par les parties génitales, qui, revenant sur elles-mêmes, au fur et à mesure des progrès de la parturition, retiennent jusqu'à un certain point les parties inférieures du tronc, d'où il suit que le fœtus, ne peut tomber, du sein d'une primipare, à la manière d'un corps abandonné à l'action de la pesanteur, et situé à la même distance du sol que les parties sexuelles d'une femme dans la station debout.

6.° Que le cordon qui, par lui-même, est très-résistant et se rompt difficilement, n'a qu'exceptionnellement une longueur de plus de 54 centimètres, à partir de son insertion placentaire.

7.° Que par le fait de sa résistance, et de sa longueur limitée à 54 centimètres, le fœtus ne peut atteindre le sol; que s'il se rompt, le choc n'en est pas moins considérablement amorti.

Par tous ces motifs, nous pensons, qu'un fœtus peut bien se contusionner la tête, se tuer même à la rigueur, en s'échappant du sein maternel, s'il est chétif, ou peu disposé à vivre; mais que dans aucun cas, tombât-il sur du fer, le fœtus ne pourrait porter, au point de contact, une blessure analogue à celle que nous avons constatée, sur la tête de l'enfant de la fille Cuny. A plus forte raison, dans le cas dont il s'agit, n'est-il point permis de penser, que la chute sur des planches anguleuses, mais mousses, ait déterminé la plaie que nous avons décrite. D'ailleurs, on voit sur le pariétal droit, et dans l'étendue de 5 centimètres, une ecchymose, sans plaie des téguments, ayant une direction oblique, qui pourrait passer, à plus juste titre, comme une contusion déterminée par la chute de ce fœtus, en supposant qu'elle ait eu lieu. •

Quant à la plaie, elle a dû fournir une assez grande quantité de sang, le cordon ombilical lui-même doit avoir fourni une hémorrhagie, à cause du ralentissement de la respiration, consécutif à la contusion du crâne et à la commotion cérébrale; quelle que soit d'ailleurs la nature de la violence ou de l'accident qui ont déterminé la mort de cet enfant.

D'où vient donc cette plaie?

A quel moment, et de quelle manière, a-t-elle été faite?

Il n'est pas douteux pour nous, qu'elle est le résultat de coups portés sur la tête de l'enfant, à l'aide d'un instrument à tranchant mousse, ou de chocs *répétés* du crâne contre un corps très-dur et anguleux. Si sous l'influence de chocs, capables de déterminer la section nette des téguments du crâne, les os n'ont point été fracturés, cela est dû à l'élasticité des pariétaux, qui peuvent chevaucher l'un sur l'autre au niveau de la suture bipariétale.

Cependant, il est utile de remarquer, que le cerveau contenu dans la boîte cranienne, a dû résister comme un corps mou, incompressible, et d'une manière propre à expliquer la section des parties molles, et l'intégrité des os, auxquels il fournissait un point d'appui.

Nous avons trouvé, dans la chambre qu'habite l'accouchée, un marteau de cordonnier que nous avons examiné avec attention, et qui n'était pas souillé de sang, mais recouvert de poussière. Que ce soit à l'aide de cet instrument, que les coups aient été portés, et dans ce cas la plaie pourrait bien avoir été faite par la partie tranchante du marteau, ou bien, que l'enfant étant pris par les pieds, ait été projeté contre un corps dur; il est évident pour nous que la blessure a été produite à plusieurs reprises, et que l'instrument vulnérant, quel qu'il soit, a dû agir tantôt obliquement, tantôt perpendiculairement à la surface des parties.

D'où nous concluons.

1.° Que l'enfant est à terme et qu'il a respiré.

2.° Qu'il a dû mourir par suite de coups portés sur la tête.

3.° Que la perte du sang a dû être assez considérable, et a pu concourir à sa mort.

4.° Nous ne pouvons expliquer la présence de l'ecchymose que nous avons observée sur la face convexe du foie, que par une pression violente exercée dans cette région, pendant la vie.

5.° Que le lambeau qui recouvre la plaie, a pu être détaché du crâne par le choc d'un instrument mousse, et en forme de coin; ou bien au moyen d'un instrument contondant à surface plus large et agissant en dédolant.

La nature de ces conclusions dont nous ne nous dissimulons point la gravité, nous a déterminé à solliciter de M. le juge d'instruction, l'adjonction de deux médecins consultants, qui devront, avec nous, en discuter la valeur, à l'aide de la pièce anatomique que nous avons conservée.

Consultation médico-légale.

Le docteur Isnard s'est transporté, le 30 avril dernier, à Pommerieux, (canton de Verny) en vertu d'un réquisitoire émané de M. le procureur du roi, à l'effet d'y procéder à l'autopsie du cadavre d'un enfant nouveau-né, dont la nommée Jeanne Cuny est accouchée le 26 du même mois, et de déterminer quelles ont été les causes de la mort.

Le docteur Isnard a consigné dans un rapport détaillé,

et dont nous ne donnons que les parties les plus essentielles, toutes les circonstances relatives à l'autopsie, en y ajoutant toutes celles, qui lui ont paru propres à diriger les investigations de la justice.

Les conclusions de ce rapport sont : que la mort a été le résultat d'un crime, et c'est dans le but d'apprécier la valeur de ces conclusions, que l'adjonction de M. le docteur Dieu et d'un autre médecin, a été ordonnée par M. le juge d'instruction.

En vertu de cette ordonnance en date du 2 mai etc.

Nous soussignés, nous sommes réunis, pour discuter les points qui nous paraîtraient douteux, pour établir collectivement, les conséquences qui nous sembleront découler de l'examen des faits matériels que relate ledit rapport, et consigner notre avis concerté et motivé, dans une consultation médico-légale.

Après lecture attentive de ce rapport, nous pouvons résumer les faits de la manière suivante :

Le cadavre de cet enfant nouveau né a été inhumé le 27 et exhumé le 30 avril.

Il est du sexe féminin, fort, bien constitué; le développement en longueur de 50 centimètres, celui des ongles, les points d'ossification du fémur, la longueur des cheveux, sont des preuves qu'il est à terme. Cependant, nous ferons remarquer que les distances qui séparent le vertex de l'ombilic, et celui-ci du talon appartiennent à un fœtus de moins de neuf mois.

La peau était d'un blanc mat, et il n'y avait sur le tronc, ni sur les membres, aucunes traces de violences.

Le cordon ombilical est déchiré à peu de distance de l'ombilic, il n'a que deux centimètres, il porte une ligature fort serrée, et il est sec.

L'autopsie a permis de constater sur la face convexe du foie, une ecchymose de la grandeur d'une pièce d'un franc, et profonde de 4 à 5 millimètres.

Les poumons ont surnagé, les cavités du cœur ne contenaient point de sang, et le trou de botal était largement ouvert.

La tête présente à sa partie supérieure, une plaie assez étendue, le docteur Isnard, ayant eu soin de détacher la voûte du crâne, et de la rapporter à Metz, cette pièce anatomique a pu être attentivement examinée par nous.

On y remarque, au niveau de la partie moyenne et supérieure du pariétal gauche, une blessure de forme circulaire ayant les diamètres d'une pièce de 5 francs. La partie moyenne de la plaie est recouverte par un lambeau taillé aux dépens des téguments du crâne, et pouvant être renversé en avant et en dehors. Dans ce dernier point, ce lambeau adhère par un pédicule de 25 millimètres. La section qui le circonscrit partout ailleurs, est assez nette et verticale en dehors, en dedans, les bords en sont taillés aux dépens de sa face externe; en arrière et en dedans, existe une solution de continuité disposée en ligne courbe, à concavité antérieure, de deux centimètres de longueur, et rejoignant la première à angle droit. Dans cette dernière blessure, les téguments ont été intéressés d'une manière oblique à leur surface, de sorte que la lèvre postérieure et externe de l'incision est taillée aux dépens de sa face externe.

Si on soulève le lambeau circulaire, on remarque que sa face interne est unie et non tailladée; au fond de la plaie, on voit l'os à nu dans la moitié voisine de la suture bipariétale, la moitié externe est recouverte par le péricrâne.

A l'aide d'une inspection attentive, répétée, minutieuse et surtout depuis que le crâne a macéré dans l'alcool, nous avons pu voir, sur la partie de l'os dépouillé de son périoste, onze sillons à direction antéro-postérieure. Ces sillons sont exactement semblables à ceux que produirait le choc d'un instrument tranchant contre une planche en bois dur.

L'une de ces hachures, dont la direction est perpendiculaire à celle des autres, est formée par la réunion de deux sillons parallèles, au milieu desquels, se trouve encore une esquille ou languette osseuse, de l'épaisseur d'un crin, et adhérente par l'une de ces extrémités.

Tout autour de la solution de continuité des parties molles et surtout en avant, le cuir chevelu et le péricrâne sont décollés, dans une étendue de 3 centimètres environ.

Avant l'immersion du crâne dans l'alcool, nous avons pu constater 1.° la coloration rouge de la face interne des téguments, coloration due à une extravasation sanguine; 2.° une coloration semblable de la face cérébrale de l'os; 3.° une ecchymose, oblique d'arrière en avant et de dehors en dedans, sur le pariétal du côté droit. Tous ces phénomènes ont disparu, sous l'influence de la macération dans l'alcool.

D'après les renseignements recueillis par le docteur Isnard, et fournis par la mère, celle-ci serait accouchée debout, et c'est en tombant sur le sol, que le nouveau-né aurait reçu la blessure que nous avons décrite. L'enfant aurait néanmoins respiré et vécu quatre heures, le plancher de la chambre, dans laquelle l'accouchement aurait eu lieu, est formé par des planches en bois, usées et mal jointes, notamment dans le point où l'enfant serait tombé.

Après la narration circonstanciée des faits qui précèdent, le docteur Isnard fait remarquer 1.° que le fœtus n'arrive que successivement à l'extérieur des parties génitales, et que dans le cas où il y a projection, celle-ci n'a lieu qu'au moment ou toutes les parties volumineuses sont déjà sorties, et qu'alors les extrémités inférieures diminuant d'épaisseur à partir du bassin de l'enfant, peuvent avoir été exprimées par la contraction des parois utérines et vaginales, à la manière d'un noyau glissant, qu'on presse entre les doigts, et qui n'est projeté au loin, qu'au moment où la compression est oblique à sa surface.

Il est bien entendu d'ailleurs, que cette explication ne serait applicable, que dans les cas de présentation de la tête, c'est-à-dire, après l'issue des parties les plus volumineuses du fœtus.

Il suit déjà de cette explication, admise par nous sans contestation, que la chute n'a pu réellement commencer, qu'au moment où la moitié de l'enfant était déjà sortie, ce qui diminue d'autant la distance à parcourir pour atteindre le sol.

2.° La fille Cuny est primipare, et âgée de 24 à 25 ans.

3.° La rupture du cordon est rare, et sa longueur est de 54 centimètres, à peu près, dans l'état normal.

Le docteur Isnard conclut des remarques qui précédent, qu'un fœtus peut en tombant se contusionner la tête, se tuer même, ce qui serait exceptionnel; mais que dans aucun cas, il ne pourrait présenter sur un des points du crâne, une blessure analogue à celle que nous avons décrite.

Comme cette conclusion n'a pas été admise par les trois consultants, sans contestation, il est indispensable de soumettre à la discussion, les motifs invoqués pour ou contre.

L'un des médecins a formulé les objections suivantes :

1.° Le siége même de la blessure, qui est presque au sommet de la tête, dans le point, où elle est le plus souvent atteinte dans une chute, militerait en faveur d'un accident ; car, presque toujours, les meurtriers choisissent, lorsqu'ils le peuvent, les parties latérales.

En ajoutant quelques-uns des développements donnés à l'appui de cette opinion, ne pourrait-on pas dire, qu'il serait possible, qu'un fœtus en frappant obliquement de la tête un sol inégal, une tête de clou par exemple, pût présenter une plaie en tout semblable à celle dont il est ici question? ou bien la tête n'aurait-elle pas pu subir dans le bassin, une pression considérable, par suite de laquelle, une tumeur sanguine aurait soulevé les téguments. En raisonnant alors, dans l'hypothèse d'une chute sur cette tumeur, le décollement du cuir chevelu se trouverait expliqué.

En réponse à cette supposition toute gratuite, il était impossible de ne point faire remarquer d'abord, que la question du siége, n'était qu'une circonstance accessoire, et subordonnée à la possibilité de la blessure elle-même, par le fait de la chute, et que rien ne prouvait, que les meurtriers choisissaient, lorsqu'ils le pouvaient, les régions latérales de la tête.

La question qui domine, et sans la solution de laquelle, toutes les autres seraient inutilement discutées, est donc celle de savoir, s'il est vraiment possible, qu'un fœtus tombant sur un sol inégal ou non, et quelle que soit sa dureté, puisse se faire la blessure indiquée ci-dessus.

Avant tout, et pour resserrer la question dans de justes limites, nous devons invoquer les considérations qu'on a fait ressortir dans le procés-verbal.

1.° Cordon de 54 centimètres, dans les cas ordinaires.

2.° Résistance du cordon, dont la rupture est exceptionnelle.

En admettant, par hypothèse, que la fille Cuny soit accouchée debout, et que la hauteur des parties sexuelles, soit rereprésentée par 60 centimètres, en moyenne, hauteur que l'on pourrait réduire, à cause de la flexion et de l'écartement nécessaire des jambes; de deux choses l'une, ou le fœtus en s'échappant du sein maternel, a pu arriver jusqu'au sol, sans rompre le cordon ombilical, et par conséquent frapper de la tête, en vertu de son poids, et de la vitesse acquise pendant une chute de 60 centimètres.

Ou bien, le cordon ne s'est rompu, qu'à un certain moment de la chute, alors que le fœtus se rapprochait du sol. Dans le premier cas il faut supposer ce qui est exceptionnel, c'est-à-dire, un cordon d'une longueur extraordinaire, et en outre les remarques qui précèdent, ont suffisamment expliqué, que le fœtus n'est réellement abandonné à toute l'action de la pesanteur, que lorsqu'il est complétement séparé de la mère.

On peut ainsi déjà retrancher au moins 25 centimètres, de la distance à parcourir sans obstacle, pour arriver jusqu'à terre, l'enfant serait donc réellement tombé d'une hauteur de 35 centimètres.

Dans le deuxième cas, le cordon trop court, pour permettre au fœtus d'atteindre le sol, se serait rompu, mais alors à la constriction des parties génitales, il faudrait ajouter en plus la résistance apportée par le cordon lui-même, avant la rupture, ce qui rendrait la blessure plus invraisemblable dans cette deuxième hypothèse, que dans la première.

Il reste une dernière supposition qu'on pourrait invoquer,

elle consiste, à admettre la rupture du cordon, avant la parturition. Mais un cordon ne se rompt pas tout seul, et sans traction exercée sur lui; s'il avait été rompu par une cause quelconque avant l'accouchement, l'enfant n'aurait pas vécu quatre heures après, car pendant son séjour dans le bassin, il ne peut respirer, il vit par le cordon, et la preuve, c'est que la moindre compression de ce cordon ombilical, dans la parturition, compromet toujours la vie du fœtus.

Nous pouvons donc déjà regarder comme prouvé, qu'un fœtus en tombant sur le sol, dans la station debout, ne parcourt en réalité qu'un trajet de 35 centimètres.

Il nous reste à examiner si, dans de pareilles conditions, la tête peut devenir le siége d'une plaie de quatre centimètres de diamètre.

Henke, un des médecins légistes les plus distingués de l'Allemagne, établit en principe que la sortie de l'enfant, suivie de sa chute sur un corps dur, peut entraîner des lésions graves de la tête, des fractures des os du crâne, des commotions cérébrales mortelles, des épanchements sanguins dans le cerveau (Marc).

Chaussier, qui partageait cette opinion, a constaté par des expériences faites sur des fœtus morts après leur naissance, qu'il avait laissé tomber de hauteurs différentes depuis 50 centimètres jusqu'à un mètre et plus, que le crâne était le siége de fractures.

D'un autre côté, M. Klein établit sur 155 cas d'expulsion brusque, la mère étant debout, qu'il n'y a pas eu un seul enfant de mort, qu'aucun n'a éprouvé de fissure ou de fracture des os du crâne ou toute autre influence nuisible. Trois d'entre eux, tombés sur un clou de plancher, ou sur le bord d'une marche d'escalier en pierre, présentèrent à l'examen une plaie superficielle sans importance. Chez dix-huit, on remarqua de légères taches ou raies bleues, ou un léger éraillement, suites d'une chute sur un baquet ou par l'effet d'une chute dans les latrines.

Ces deux auteurs ont fait reposer leurs observations, le premier, sur des enfants morts, le deuxième, sur des fœtus vivants tombés par accident, et qui ont tous survécu, circonstance qui explique la différence de leurs résultats. En effet, un fœtus mort est dans un état de rigidité qui rend les os plus friables, tandis que l'élasticité appartient à l'état de vie ; d'ailleurs, on n'a remarqué que des fractures du crâne dans le second, et dans le premier cas, toutes les fois que les téguments ont été entamés, la blessure a été insignifiante.

Or, précisément dans le cas présent, il n'y a point de fracture, la plaie n'intéresse que les parties molles. La mort n'a été la conséquence de la chute, dans aucun des 155 cas que nous avons cités sur la foi de Klein. Si nous ajoutons à ces deux autorités, celle de Marc, qui révoque en doute la possibilité de la mort, dans les premières heures de la naissance, par le seul effet de la chute sur le sol; nous serons en droit de conclure, qu'il est impossible d'admettre, que l'enfant de la fille Cuny se soit fait cette blessure, en tombant pendant l'accouchement, la mère étant supposée debout.

Notre opinion, dans le cas présent, est loin de se renfermer dans de pareilles limites, car nous ne saurions comprendre la forme de cette plaie, par suite d'une chute oblique ou perpendiculaire sur un sol dur qui résiste, lors même qu'elle aurait eu lieu d'une hauteur de deux mètres, surtout quand cette plaie est compliquée d'un décollement étendu des téguments du crâne.

Mais, dira-t-on, n'est-il pas possible que par le séjour prolongé de la tête au passage, il se soit formé sous la peau, une tumeur sanguine qui viendrait expliquer le décollement et la forme de la blessure elle-même?

On remarque, en effet, quelquefois sur la tête des nouveau-nés, des tumeurs molles, larges, saillantes, avec décollement des téguments, tumeurs dans lesquelles on rencontre de la sérosité sanguinolente, et même un amas de sang noir et fluide, pouvant s'accompagner de fractures des os. Ces désordres témoignent d'un accouchement laborieux et correspondent à la région du crâne qui appuyait contre l'angle sacro-vertébral, ou le rebord des pubis dans les cas où il y a disproportion entre les diamètres de la tête de l'enfant et le détroit pelvien de la mère.

Sans doute, il n'est pas impossible qu'il y ait eu une tumeur de ce genre, mais il restera toujours à expliquer comment cette plaie a été produite.

Voudrait-on admettre que la chute a eu lieu sur la tumeur même et qu'il s'est fait une déchirure des téguments, par suite de la brusque compression de l'épanchement sous-cutané? Alors si cet épanchement avait lieu sous les téguments, comment rendre compte de la déchirure irrégulière du péricrâne, et s'il avait son siége sous le péricrâne, pourquoi celui-ci a-t-il cessé d'être adhérent au cuir chevelu, et pourquoi encore sa déchirure n'est-elle pas semblable à celle des téguments?

En somme, ce n'est qu'en accumulant les impossibilités, qu'on pourra chercher à prouver que cette blessure est le résultat d'une chute.

Si l'on ne peut expliquer la formation d'une large plaie

s'accompagnant d'un décollement considérable, et la déchirure du péricrâne par le choc de la tête sur la surface plane d'un corps dur, à plus forte raison ne pourra-t-on la concevoir, si la tête tombe sur une tête de clou; car dans cette dernière supposition, les deux corps qui se rencontrent, ayant une forme sphérique, ne peuvent se toucher qu'en un point. La plaie pourrait bien être profonde, avec enfoncement du crâne, mais certainement, il n'y aurait pas une plaie de 3 à 4 centimètres de diamètre, de quelque manière que la chute ait eu lieu.

Dans le cas présent, il y avait sur le côté droit, une ecchymose à direction oblique qui, à l'état frais, nous a paru résulter d'une contusion. Il est inutile de prouver, que le contact du sol n'a pu avoir lieu en plusieurs points à la fois, de sorte que, s'il n'y avait eu que cette dernière ecchymose, nous n'aurions point hésité à admettre qu'elle aurait pu être la suite d'une chute sur l'arête d'une planche dure, par exemple.

2.e *Objection.*

« La pression exercée sur la tête, pendant son séjour dans le bassin, ne pourrait-elle pas avoir produit une diminution sensible de l'influence nerveuse, de telle sorte que la vie n'aurait jamais été bien et complétement établie, bien qu'il ait été prouvé que la respiration a eu lieu? »

Quand il serait vrai, que la pression exercée par le bassin sur la tête du fœtus, pourrait produire une diminution non seulement sensible, mais complète de l'influence nerveuse, lors même enfin que l'enfant serait mort avant de naître, cela prouverait-il que toutes ces causes aient pu donner lieu à la blessure de la tête? Ces raisons suffisent, sans doute, mais cette supposition n'est même pas admissible, car qui ne sait que la substance encéphalique est presque diffluente chez le fœtus, que sa tête peut être, pour ainsi dire, pétrie et se mouler impunément sur les surfaces voisines? Que cette compression ne peut avoir de résultats fâcheux pour l'enfant, lorsque l'accouchement est possible et le bassin bien conformé; qu'elle peut s'exercer, jusqu'au point de faire chevaucher les os du crâne les uns sur les autres, sans qu'il en résulte aucun accident pour le fœtus; que beaucoup d'enfants sont extraits à l'aide du forceps, qui comprime bien autrement, que les parois pelviennes ne sauraient le faire; que la masse encéphalique étant le point central qui préside à la vie de la relation nulle chez le fœtus, la compression de cet organe, dans des limites restreintes, ne saurait en intervertir l'exercice qui n'a pas commencé, de sorte que cette explication ne saurait être admise.

3.e *Objection.*

N'est-il pas possible d'attribuer la tache noirâtre observée sur le foie, à la compression que l'enfant a dû éprouver dans le passage à travers le bassin?

Cette ecchymose avait une teinte brune et un aspect pointillé. La question de savoir si elle a été produite pendant le travail, n'ayant pas été soulevée dans le premier rapport, mérite examen, à cause de cette objection.

Nous pensons en effet, que cette ecchymose peut être le résultat d'une pression sur les parois abdominales, pendant l'accouchement; mais, elle serait mieux expliquée, par l'action de cette cause, si l'enfant s'était présenté par les pieds ou par le siége. Nous n'en tirons du reste aucune conclusion ni pour ni contre. La teinte cireuse de la peau est la preuve qu'il y a eu hémorrhagie par le cordon, indépendamment de celle plus ou moins abondante, qu'a dû fournir la plaie du crâne, dont les lèvres sont assez nettement coupées pour l'expliquer.

Après avoir examiné toutes les raisons qu'on pourrait invoquer, pour dire de quelle manière cette plaie a été produite, nous avons acquis la conviction, qu'elle a été le résultat de violences extérieures.

Il reste donc une dernière question à discuter, c'est celle de savoir comment, et à l'aide de quel instrument, cette solution de continuité a été faite.

Le docteur Isnard, dans son premier rapport, a émis l'opinion qu'elle était peut-être due à un coup de marteau de cordonnier, agissant par son tranchant mousse ou à l'action de tout autre instrument contondant. Il a attribué l'absence de fracture des os du crâne, à l'élasticité dont ces os jouissent d'une part, et de l'autre à la résistance apportée par la pulpe cérébrale; mais un examen et une appréciation plus exacts du mode de résistance des parois du crâne d'un enfant nouveau-né, l'ont convaincu (et nous partageons cette nouvelle opinion) qu'un coup de marteau assez violent, pour déterminer une section aussi nette de la peau, aurait, malgré toutes les considérations précédentes, pénétré dans le crâne, en y faisant son trou. Ce qui a concouru en outre à lui faire adopter, ainsi qu'à nous, cette manière de voir, c'est que dans toutes les expériences de Chaussier, il y a toujours eu fracture dans la chute.

Mais si nous sommes obligés de rejeter l'idée du marteau comme instrument, les mêmes considérations s'appliquent au cas de la chute sur le sol, car il aurait fallu, que le choc capable de produire la plaie, eût déterminé la fracture ou l'enfoncement des os du crâne.

Un dernier fait mérite une grande attention de notre part, sinon, comme élément de conviction, du moins, comme élément de confirmation, c'est le suivant : au fond de la plaie, se trouvent onze sillons, sans compter deux sillons réunis en un seul, et, qui nous ont paru résulter de l'action d'un instrument tranchant, poussé par la pointe vers le crâne. Ces sillons devenus plus apparents, depuis l'immersion du crâne dans l'alcool, n'ont pu être produits par le scalpel. D'ailleurs, M. le docteur Isnard a le soin d'indiquer, dans son rapport, qu'il s'est religieusement abstenu d'altérer en rien la forme et l'étendue de la plaie, comprenant d'avance toute l'importance de cette pièce *anatomique*, qu'il a rapportée dans le but de convaincre, de *visu*, les médecins qui lui seraient adjoints.

Nous avons donc été unanimes à conclure, de l'aspect des hachures indiquées et de la plaie, qu'un instrument tranchant et pointu avait été employé, pour faire cette blessure. Ainsi s'expliquent la netteté de ses bords dans un point, de direction oblique, dans un autre, le décollement et la déchirure du péricrâne, en supposant que l'instrument ait agi en dédolant (c'est-à-dire en biseau, en biais), pour tailler un lambeau resté adhérent par un pont tégumentaire de 2 centimètres. Puis ce même instrument, agissant de la pointe et à plusieurs reprises, sur le crâne lui-même qui aurait fui sous sa pression, aurait déterminé les sillons observés sur l'os.

De sorte que les soussignés concluent :

1.° Que le fœtus est né viable ;

2.° Qu'il a respiré ;

3.° Qu'il est né à peu près à terme, à 15 jours près ;

4.° Qu'il a perdu assez de sang pour expliquer la teinte pâle et cireuse de la peau ;

5.° Que la plaie qu'on observe sur le crâne, n'a pu dans aucun cas être le résultat d'une chute sur le sol, pendant l'accouchement, dans la station debout ;

6.° Que la forme de cette plaie, son étendue et la déchirure du péricrâne, ainsi que l'abondante collection de sang, sous les méninges et entre les deux hémisphères cérébraux, témoignent de violences exercées pendant la vie ;

7.° Que la mort a été la conséquence 1.° de ces violences, 2.° de l'hémorrhagie qui a pu en hâter l'époque ;

8.° Que les sillons observés sur le crâne, viennent attester ces violences, et confirmer notre opinion ;

9.° En somme, que la mort nous paraît être le résultat d'un meurtre.

En vertu d'une ordonnance de M. le juge d'instruction, nous soussignés, avons reçu mission de répondre aux questions suivantes, relatives à l'accouchement de la fille Cuny et aux circonstances qui l'ont accompagné :

1.° L'enfant est-il né plusieurs heures, avant l'arrivée des témoins ?

2.° L'accouchement de la fille Cuny ayant été accompagné d'accidents, qui attestent la longueur du travail, est-il permis de penser, que la mère ait conservé assez de force physique et de présence d'esprit, pour se rendre coupable de tentatives criminelles, sur la personne de son enfant ?

3.° La fille Cuny, ainsi qu'elle le raconte, a-t-elle pu frapper son enfant, alors que la tête était encore engagée dans la cavité pelvienne ou dans le vagin ?

La solution de la première question est fort simple, et peut-être donnée par les personnes étrangères aux sciences médicales.

En effet, l'autopsie a permis de constater l'état exsangue de l'enfant, celui-ci avait le cordon déchiré prés du ventre, il portait un plaie à la tête.

A partir de midi, c'est-à-dire, de l'arrivée des premiers témoins, il n'a perdu de sang ni par le cordon ombilical qui a été lié aussitôt, ni par sa blessure. Il faut donc que ce soit à une époque antérieure, que l'hémorrhagie ait eu lieu.

Il est plus difficile (pour ne pas dire impossible), de préciser exactement, quelle a été la durée du temps écoulé, depuis la naissance de l'enfant, jusqu'à l'arrivée des premiers témoins.

Cependant, si l'on remarque que le cordon ombilical, en raison de l'inégalité de sa section, a du fournir peu de sang à la fois; que la plaie du crâne n'intéresse que des parties alimentées par des ramifications vasculaires de petit calibre; on peut en induire, qu'il a bien fallu quatre à cinq heures, pour que cette hémorrhagie ait eu pour résultat, une décoloration appréciable de la peau et des viscères. Nous pensons donc, que l'on peut approximativement faire remonter l'époque de la naissance à sept ou huit heures du matin.

Deuxième question. Avant d'y répondre, il importe d'établir 1.° que la durée du travail de la parturition et la facilité avec laquelle celle-ci se termine, diffèrent suivant que la femme est ou n'est pas primipare, est plus ou moins âgée, plus ou moins robuste; 2.° que la situation verticale a l'inconvénient d'exiger de la part de la femme, la contraction permanente des muscles, ce qui augmente la fatigue, suite des efforts de la parturition, et qu'il est faux, d'ailleurs, que la sortie du fœtus soit facilitée par sa pesanteur; 3.° qu'à l'excitation excessive et aux douleurs qui accompagnent le dernier terme de l'accouchement (douleurs intolérables qui arrachent des cris perçants à la plupart des femmes), succède un moment de calme délicieux, qui n'est interrompu pour l'accouchée, que par le bonheur de se savoir mère.

Or, dans le cas dont il s'agit, la fille Cuny est primipare, robuste, âgée de 25 ans; l'accouchement a été pour elle incontestablement laborieux et long. Il est probable qu'abandonnée à elle-même, elle a dû chercher du soulagement à ses douleurs par le mouvement; car chacun sait combien il est difficile de rester immobile, quand on souffre, et qu'on est seul. Il est par conséquent vraisemblable, que la fille Cuny est accouchée debout.

Les considérations qui précèdent, nous permettent de penser, que si la fille Cuny s'est rendue coupable de tentatives criminelles, ce n'est point après l'accouchement, alors qu'elle a dû tomber, dans un état de prostration, qui succède habituellement à de longues et cruelles souffrances; et que d'ailleurs, à moins d'une férocité exceptionnelle, le sentiment maternel a dû se réveiller chez elle, comme chez toutes les mères, aux cris de son enfant.

Il nous reste donc à examiner, si ces tentatives que nous regardons comme peu probables aussitôt après l'accouchement, ont eu lieu pendant la parturition même, et c'est là l'objet de la troisième question.

Nous mettons en fait qu'au dernier terme de la grossesse, la femme ne peut voir ses parties génitales externes, car l'inclinaison du tronc en avant, est rendue à peu près impossible, par la saillie du ventre. Cette inclinaison du tronc, si elle était possible, ne pourrait, d'ailleurs, avoir lieu qu'à la condition, pour la mère, de prendre un point d'appui sur des objets voisins.

Si l'on suppose maintenant, qu'une femme veuille atteindre son enfant, à l'aide d'un instrument vulnérant quelconque, cette action aura lieu, ou bien lorsque l'enfant est encore engagé, ou lorsque déjà la tête fera saillie à l'extérieur. Dans le premier cas, en supposant encore que ce soit pendant l'intervalle des douleurs, ses deux mains lui sont nécessaires, l'une pour écarter les grandes lèvres, l'autre pour diriger l'instrument, il s'ensuivrait alors une perte d'équilibre du tronc et une chûte. Si c'est pendant les douleurs d'expulsion, la femme n'a pas trop de toutes ses forces et de toute son attention, pour se maintenir debout en se cramponnant aux objets voisins. Dans le deuxième cas, lorsque la tête de l'enfant paraît à l'extérieur et franchit la vulve, les souffrances deviennent intolérables; la femme est dans un état tel alors, que nous regardons comme impossible, chez une primipare, et dans la station debout, qu'elle s'occupe d'autre chose que de conserver son équilibre et d'exprimer sa douleur.

En résumé nous pensons 1.° que l'époque de la naissance a été antérieure de quatre à cinq heures à l'arrivée des premiers témoins; 2.° qu'il est peu probable, qu'il est même difficile d'admettre, que la fille Cuny, dans les circonstances qui ont accompagné son accouchement, ait pu se livrer pendant la parturition, étant debout, ou *immédiatement* après, à des tentatives criminelles sur la personne de son enfant, 3.° qu'il est peu probable que pendant la station debout, et le séjour de la tête dans la cavité pelvienne, la fille Cuny ait pu frapper son enfant, avec un instrument vulnérant.

Ce fait est extrêmement curieux : 1.° à cause des discussions auxquelles il a donné lieu, des doutes émis par l'un des médecins consultants, doutes qui n'ont pu être maintenus, et qui ont concouru à établir plus solidement encore notre conviction ; 2.° à cause de l'arrestation du père et de la mère comme complices de l'accusée, et de l'acquittement des trois prévenus. Au début de l'instruction, la mère de l'enfant s'est renfermée dans un système de dénégation ; cependant, à mesure que les arguments de notre rapport ont été reproduits devant elle, par le juge d'instruction, l'obstination de l'accusée, qui ne manquait pas de bon sens, a fait place à des pleurs, et il n'a fallu rien de moins que la conviction acquise par elle, qu'elle compromettait en se taisant, son père et sa mère ; pour lui faire avouer qu'elle avait porté, sur la tête de son enfant, plusieurs coups de couteau, lorsqu'il était au passage. Ces réticences, puis ces aveux arrachés à une femme, qui s'accusait elle-même pour disculper ses parents, avaient motivé l'arrestation de ces derniers ; et, quoiqu'il n'entre pas dans le plan que nous nous sommes tracé, de toucher à des questions dont la solution définitive a été un verdict d'acquittement, nous prenons acte de l'aveu de la fille inculpée, car il vient corroborer l'opinion que nous avons émise avec une pleine et entière conviction, opinion qui consiste à regarder la mort de cet enfant, comme le résultat d'un meurtre, quelqu'en soit l'auteur.

Ce qui, surtout, a été remarquable dans cette affaire, c'est qu'il n'est venu à l'esprit de personne, ni de la sage-femme qui a pansé l'enfant, ni du curé qui l'a baptisé, et qui a fait découvrir la tête, que la plaie qu'on y remarquait, fut autre chose que le résultat d'une chute sur le sol. Ce qui donne une idée du degré d'instruction des sages-femmes de nos campagnes, qui ne manquent jamais de parler du baudelocque qu'elles ont en leur possession.

Cette dernière réflexion rappelle à notre souvenir, un fait que nous vous demandons la permission de relater en peu de mots. L'un de nous fut appelé, il y a deux ans, à Thionville, pour une femme récemment accouchée; celle-ci gardait le lit depuis neuf jours, l'enfant se portait à merveille, mais la malade ne savait comment expliquer la douleur qu'elle éprouvait autour du vagin : les selles étaient pénibles, douloureuses, et la sage-femme administrait elle-même des lavements, dans le but de combattre la constipation, qui survient d'ordinaire aux femmes en couches. Nous demandâmes à voir par nous-mêmes, et nous trouvâmes une déchirure au périnée. La sage-femme ne s'en était nullement aperçue, cette déchirure, que nous lui fîmes remarquer, n'excita même chez elle aucun étonnement, car, nous dit-elle, de l'air le plus naturel du monde, *presque tous les accouchements de Thionville sont accompagnés de cet accident.* S'il en est ainsi, depuis cinquante ans que cette femme exerce dans la localité, on peut affirmer, sans crainte d'être démenti, que les accouchements des femmes qu'elle a délivrées une première fois, doivent éprouver peu d'obstacles de la part du sphincter vaginal, dans leurs accouchements subséquents.

Dans le cas dont nous parlons, cette déchirure a été remarquable en ce sens, qu'un enfant à terme, et qui vit encore, a passé par une boutonnière, dont les commissures étaient limitées en avant et en arrière, par les sphincters de l'anus et du vagin restés intacts.

Nous avons eu plus d'une fois l'occasion de citer ce fait à des médecins; l'un d'entr'eux a trouvé que le cas était fréquent, attendu qu'il y a chez quelques personnes parti pris et pour cause de ne s'étonner de rien. Quoiqu'il y ait une certaine analogie entre l'assertion théorique de ce médecin et celle de notre sage-femme, qui a pour preuves sa propre expérience, nous nous rendons cependant beaucoup mieux compte de la première que de la seconde.

Somme toute, nous préférons nous en rapporter au témoignage de notre respectable et savant confrère M. Morlanne, à qui nous avons montré la femme, pendant que nous la traitions, et qui a trouvé le cas exceptionnel et digne d'être raconté. Cette femme a d'ailleurs parfaitement guéri.

Chez la fille Cuny, l'accouchement avait été laborieux aussi, et l'on remarquait au périnée une déchirure complète, dont nous avons eu connaissance pendant sa détention préventive. La malade, confiée aux soins du docteur Ibrelisle, médecin des prisons, a gagné quelque chose à son incarcération, car elle est sortie de la maison d'arrêt parfaitement guérie, résultat qu'elle n'eût pas obtenu, sans doute, avec les conseils de la sage-femme qu'elle avait appelée.

XVII. *Rapport sur un fœtus dont le cadavre, privé de ses membres inférieurs, a été trouvé sur les bords de la Moselle. Détermination de l'âge, du sexe, du poids total du fœtus, de sa longueur, malgré l'absence des membres inférieurs. — Recherches sur les causes de la mort et sur la question de savoir : 1.° si l'enfant a respiré, et si le gaz, trouvé dans les poumons, est produit par la putréfaction, ou si ce n'est que de l'air atmosphérique ; 2.° s'il a été coupé en deux pendant la vie ou après la mort ; à quelle époque remonte celle-ci ?*

En vertu d'une ordonnance émanée de M. le Juge d'instruction de l'arrondissement de Metz, et après prestation de serment, les médecins soussignés se sont rendus à Malroy, le 27 mars 1846, à l'effet d'y examiner le cadavre d'un enfant nouveau-né qui a été trouvé sur le bord de la Moselle, et de déterminer : 1.° les causes probables et l'époque présumée de la mort ; 2.° d'examiner s'il a séjourné dans la Moselle, et s'il a pu être entraîné par les eaux et déposé sur la rive.

M. le Maire de Malroy nous a représenté une caisse en bois de chêne, solidement clouée, qui avait été déposée par ses soins, et sous la surveillance de l'instituteur du village, dans un fossé du cimetiére.

Ce magistrat nous a dit avoir fait rapporter à Malroy, le mardi soir 24, le cadavre de cet enfant ; il s'est donc écoulé depuis la levée du corps, toute la journée du mercredi, du jeudi, et une partie du vendredi, sans compter qu'on ne peut dire, depuis combien de temps il était hors de l'eau.

L'un de nous s'est transporté sur les lieux où le cadavre a été trouvé, dans le but d'y recueillir tous les renseignements, qui auraient pu avoir quelqu'importance relative au fait dont il s'agit. La personne qui l'accompagnait et qui avait elle-même découvert le cadavre, à plus d'un kilométre de Malroy, en amont, a indiqué un lieu distant de trois métres du bord de l'eau, et élevé d'un métre au-dessus du niveau de la rivière ; ce qui fait supposer que ce fœtus a pu y être rejeté pendant la crue des eaux.

Nous avons fait déposer cette caisse dans une chambre de la maison commune ; le cadavre était enveloppé d'une piéce d'étoffe noire, ajoutée à Malroy pour l'ensevelir, et recouvert d'un morceau de toile d'emballage qu'on a trouvé sur lui, nous avons rapporté ce lambeau d'étoffe à Metz, dans la prévision qu'il pourrait concourir à diriger les investigations de la justice.

Examen général. Nous constatons tout d'abord, que les membres inférieurs, ainsi que les organes génitaux externes ont été enlevés.

Longueur totale du vertex à la section inférieure en avant..	0^m,285
En arrière	0^m,320
Du sommet de la tête à l'ombilic........	0^m,265
Du sommet de l'acromion au bout des doigts........................	0^m,190
Circonférence de la tête au niveau des bosses frontales et de la protubérance occipitale externe....................	0^m,342
Poids..........................	2^k,000

Les membres inférieurs ont été séparés du tronc, la section est horizontale et nette à la partie antérieure, elle a intéressé: 1.° la peau de l'abdomen à 0^m,022 de l'ombilic, 2.° les muscles, la vessie, elle a mis à découvert les circonvolutions intestinales, la partie inférieure du gros intestin, par laquelle s'échappent les matières fécales, 3.° la partie inférieure du sacrum, au niveau de ses dernières vertèbres; enfin, la peau des parties postérieures n'a pas été coupée avec la même netteté, elle est frangée, comme si elle avait été sectionnée par une série de coupes successives pratiquées à des hauteurs inégales.

Un examen plus attentif nous fait reconnaître, que l'os des îles du côté droit adhère encore au sacrum par ses ligaments, que le pubis et l'ischion n'existent plus, ni à droite ni à gauche; dans ce dernier sens, la surface articulaire du sacrum est à nu, d'un aspect cartilagineux et de couleur rougeâtre.

Examinée avec soin, la peau qui recouvre la tête, la face,

le cou, le tronc et les membres supérieurs, n'offre aucune trace de piqûre ou de violence, ni d'enduit sébacé aux aisselles; la couleur en est altérée, le petit nombre de plaques épidermiques qui la recouvrent, se détachent avec facilité.

L'épiderme des mains est épaissi, blanc, comme il arrive à la suite de l'application prolongée d'un cataplasme. Sur les doigts, au moyen d'une légère traction, il se détache en totalité comme un gant, en entraînant avec lui des ongles bien développés et qui dépassent l'extrémité des doigts.

La peau de l'abdomen à gauche est légèrement verdâtre. Le cuir chevelu est recouvert en arrière et derrière les oreilles, de cheveux châtains, longs de 25 millimètres. La peau de la face est parcourue par des sillons parallèles, et croisés à angle droit, ils sont le résultat de l'impression des fils de l'étoffe, qui enveloppait le fœtus.

Le cordon ombilical a un décimètre de longueur, il est maigre, n'est pas vrillé, son insertion à l'ombilic est solide, il n'y a en ce point aucun travail appréciable d'élimination; son extrémité libre a été coupée net, on ne saurait dire si c'est au moyen de ciseaux, ou d'un autre instrument tranchant, il ne porte aucune ligature et n'offre aucun étranglement, il est, dans toute son étendue, de texture uniforme.

Examen de la tête. La peau du crâne est rabattue, par la dissection, sur les côtés; le tissu cellulaire situé au-dessous du cuir chevelu, est légèrement emphysémateux; la peau qui recouvre les fontanelles est intacte, mais légèrement verdâtres; le cerveau décoloré est en bouillie, il s'écoule à l'extérieur, aussitôt que le crâne est ouvert. Il n'existe aucun foyer sanguin, ni dans la pulpe cérébrale, ni dans ses enveloppes, les os de la tête ne sont fracturés nulle part.

Face. Les globes oculaires sont ridés, rougeâtres, flétris, la cornée a perdu sa transparence, elle est rougeâtre et épaisse, la membrane pupillaire n'existe plus, les paupiéres sont enfoncées dans les orbites; il n'y a de traces de piqûre sur aucun point de ces organes, ni dans les fosses nasales qui sont libres. La bouche est fendue de chaque côté, vers les oreilles, au moyen du bistouri; les joues sont dures, et le tissu cellulaire et adipeux en est consistant; la cavité buccale, le pharynx, le larynx, ni la trachée-artère, ne contiennent de corps étranger; la muqueuse palatine est verdâtre et la langue large et mince.

Il n'y a autour du cou, aucune ecchymose superficielle ou profonde, ni état parcheminé de la peau; le pli qu'on y remarque est déterminé par la flexion de la tête sur le tronc.

Poitrine. Le thorax est large, bien conformé, saillant; la partie antérieure est enlevée au moyen de deux incisions latérales, les muscles sont d'un rouge amarante; le cœur, le thymus et les poumons sont mis à découvert, le tissu de ces derniers organes est d'un rouge foncé, pénétré de sang, leur bord antérieur ne recouvre pas le péricarde qui est distendu par de la sérosité rougeâtre, la cavité des plèvres ne contient aucun liquide. La trachée-artère est liée par nous, ainsi que les gros vaisseaux; et les poumons, le thymus et le cœur sont enlevés en même temps et mis dans un baquet d'eau dont la température est de 8° + c. à peu prés, ils surnagent dans tous les sens en dépassant du tiers de leur épaisseur la surface du liquide.

Ouverture de l'abdomen. Le foie est un peu volumineux et d'une couleur ardoisée; après que l'estomac est ouvert, il s'en écoule un liquide analogue à une solution aqueuse de seppia. Les artères et la veine ombilicale sont peu apparentes; la vessie, dont le col a été coupé dans la séparation des parties inférieures, est vide, sa capacité est de 15 grammes de liquide environ, la muqueuse en est bleuâtre. Derrière la vessie nous rencontrons la matrice, qui a un centimétre et demi dans son diamètre vertical, et, de chaque côté, les trompes et les ovaires; il ne reste du vagin, qu'un segment égal à un centimétre de longueur, et coupé nettement.

L'intestin est en outre détaché dans toute son étendue, et mesure 2^{m},32 à partir du duodenum jusqu'à la fin de l'*S* iliaque, le rectum n'existe plus.

A partir de l'orifice inférieur du tube intestinal, nous trouvons un cylindre moulé de matières fécales, de couleur jaunâtre et de 15 centimètres de longueur; leur consistance leur permet de conserver la forme de l'intestin, aprés que celui-ci a été ouvert, il n'y a de méconium dans aucune portion du tube digestif.

L'état de putréfaction (peu avancé il est vrai) du cadavre, nous imposait le devoir de rapporter à Metz les poumons, le thymus et le cœur, afin de rechercher, par les expériences de docimasie pulmonaire, si la surnatation de ces viscéres n'était pas due à des gaz d'une autre nature que l'air atmosphérique. Il devenait par conséquent utile, de nous assurer, si ces gaz n'étaient point le résultat de la putréfaction, et si leur présence dans les poumons, pouvait être expliquée autrement, que par les efforts d'inspiration du fœtus pendant la vie. En un mot, il s'agissait d'arriver à la solution de la question de savoir, si le fœtus avait ou non respiré.

Nous nous sommes réunis à l'hôpital militaire, dans ce but, le lendemain de notre retour et les jours suivants.

Les poumons, réunis au cœur et au thymus, pesaient exactement 88 grammes. Plongés dans l'eau à 15° + c., ils surnageaient comme la veille. Le cœur et le thymus ont été successivement séparés, et les poumons replongés dans l'eau, y faisaient toujours une saillie considérable au-dessus du niveau du liquide. Ces organes, interrogés par la pression, crépitaient entre les doigts; quelques morceaux ont été coupés, puis comprimés pour en expulser les gaz ou l'air qu'ils contenaient, ils surnageaient toujours; lorsque cette pression était accompagnée de frottements répétés, de manière à convertir le parenchyme en bouillie, ces morceaux de poumon gagnaient le fond du vase. Pressés sous l'eau au-dessous d'une cloche en verre, ils fournissaient une foule de petites bulles gazeuses, qui gagnaient la partie la plus élevée de la cloche. Tout le gaz que nous avons pu recueillir ainsi, par la pression successive de toutes les parties du poumon, a été transvasé dans une éprouvette graduée et a fourni un volume égal à huit centimètres $^4/_7$ cubes.

Le lendemain, l'eau en avait dissous $^2/_7$ de centimètre, ce qui peut être expliqué, par la présence d'une petite quantité d'acide carbonique, et même sans son intervention.

Le gaz fut alors transvasé dans une autre éprouvette contenant du mercure et mis en contact avec un fragment de potasse à l'alcool; au bout de vingt-quatre heures, il y avait diminution d'un centimètre, et le volume n'était plus représenté que par sept centimètres $^2/_7$ cubes, représentant 53, 5 divisions de notre éprouvette graduée.

Cette diminution plus considérable que la précédente est due à l'absorption complète du gaz acide carbonique et de la vapeur d'eau, par la potasse pure.

Un morceau de phosphore préalablement desséché au moyen d'un linge, fut introduit dans l'éprouvette en remplacement de la potasse, et l'expérience fut abandonnée à elle-même pendant quelques jours ; au bout de ce temps, on a légèrement chauffé, afin de faciliter l'absorption des dernières portions d'oxygène, et le volume du gaz s'est trouvé réduit à six centimètres $^1/_7$ ou 42, 13 divisions de notre éprouvette.

Maintenant, en raisonnant dans la supposition que le gaz absorbé par le phosphore soit de l'oxigène, et que celui qui reste dans l'éprouvette soit de l'azote, il doit y avoir entre leurs quantités respectives, le même rapport qu'entre l'oxigène et l'azote de l'air atmosphérique.

$$\text{Ainsi } \overset{\text{air}}{100} : \overset{\text{oxy.}}{21} :: \overset{\text{vol. du gaz analysé}}{53,5} : x = \overset{\text{oxygène.}}{11,13}$$

$$\text{Or } \overset{\text{oxy.}}{21} : \overset{\text{azote}}{79} :: 11,13 : 42,19$$

et cette quantité de 42,19 que l'on a reconnue plus tard être de l'azote, ne diffère que très-peu, du chiffre qui représente le volume du gaz restant dans l'éprouvette, parce qu'il faut tenir compte des pertes inévitables.

Il restait à examiner si les 42,13 de gaz étaient réellement de l'azote ; or, ce gaz, après avoir été soumis à l'action de quelques bulles de chlore, puis traité par la potasse, dans le but de le priver entièrement du peu de phosphore qu'il pouvait contenir, était incolore, inodore, éteignait les corps en combustion, et avait, d'ailleurs, toutes les propriétés négatives de l'azote.

D'où nous avons conclu, que le gaz retiré des poumons, était de l'air atmosphérique.

Il nous reste maintenant à examiner, si les renseignements qui nous ont été fournis par l'autopsie du cadavre, la docimasie pulmonaire et l'analyse des gaz contenus dans le réservoir respiratoire, nous permettent de répondre aux questions qui nous sont adressées.

Sexe : Le sexe est suffisamment établi, par la présence de la matrice, de ses annexes et d'une portion du vagin.

Le fœtus est-il à terme? Un fœtus à terme a en moyenne une longueur de 43 à 49 centimètres. Le milieu du corps correspond à 16 millimètres au-dessus de l'insertion ombilicale du cordon. Celui que nous avons décrit ayant 0m,265 du sommet à l'ombilic devait donc avoir une longueur totale de 0m,498mm.

D'autre part, il y avait 0m,19 du sommet de l'acromion au bout des doigts, en admettant une longueur égale pour les membres inférieurs, ces 19 centimètres ajoutés à 0m,265, distance du sommet à l'ombilic, plus 4 centimètres de l'ombilic aux aines, donnent le total suivant :

Du sommet à l'ombilic.............	0m,265
Des aines aux extrémités des orteils..	0m,190
Du nombril aux aines............	0m,040

Total qui diffère de celui que nous avons obtenu précédemment, de 3 millimètres ; ce qui équivaut à une mesure exacte.

Ce fœtus avait donc, avant le retranchement des membres inférieurs, 0m,49 centimètres en longueur.

La circonférence fronto-occipital mesure 0m,342, la tête aurait donc eu, si elle eut été ronde, un diamètre de 0m,114 en tous sens; mais par l'aplatissement transversal, le diamètre antéro-postérieur augmente en même temps que le diamètre bi-pariétal diminue ; le premier finirait par acquérir ainsi 120 millimètres, chiffre supérieur à 115 millimètres, qui est la longueur du diamètre antéro-postérieur de la tête d'un fœtus à terme.

Il eut été sans doute beaucoup plus simple, de mesurer

directement ces divers diamètres, mais n'ayant pas, dans le moment, de compas d'épaisseur à notre disposition, nous avons dû nous contenter du mode de mensuration que nous avons employé, nous devions donc consigner dans ce rapport médico-légal, les moyens mis en usage, pour arriver au résultat que nous avons fourni.

Les cheveux ont de 22 à 23 millimètres, les ongles sont bien formés.

Les poumons, le cœur et le thymus réunis pesaient 88 grammes ; en déduisant 35 grammes pour le thymus et le cœur, les poumons seuls pèsent 53 grammes; et comme ils représentent à peu près la 60.ᵉ partie du poids total du corps, dans le fœtus à terme ; celui-ci devait peser 3 kilogrammes 180 gr. avant sa mutilation, ce qui porte à 1 kilogramme 180 gr. le poids des portions enlevées, puisque celui du tronc, de la tête et des membres supérieurs est de 2 kilog.

Or, un fœtus qui pèse 3 kilogrammes 180 gr., qui a 49 centimètres de longueur, des ongles bien formés et longs, des cheveux de 22 millimètres, un diamètre occipito-frontal de 12 centimètres, peut déjà être bien positivement regardé comme un fœtus à terme.

Ce fœtus a-t-il respiré? Pour résoudre cette question importante, remarquons 1.° que les poumons sont crépitants, pénétrés de gaz ; 2.° que cette crépitation ne s'observe pas dans les poumons, lorsque ces gaz s'y sont développés par le fait seul de la putréfaction ; 3.° que, d'après Jæger, la plus légère pression fait alors immerger les organes respiratoires, qui, d'après Morgagni, se précipitent ordinairement au fond de l'eau quand ils sont putréfiés. Or, dans le cas dont il s'agit, ces organes surnagent, et comme ce sont les parties du corps, qui résistent le plus longtemps aux causes de putréfaction, et que celle-ci n'était que commençante pour le reste du corps, dans le fœtus que nous avons eu à examiner, nous sommes déjà en droit de conclure, qu'il y a eu respiration : c'est-à-dire, pénétration d'air par les voies naturelles.

Aux détails qui précèdent, joignons les faits suivants : le gaz exprimé n'était autre chose que de l'air atmosphérique ; les poumons, le cœur et le thymus réunis pesaient 88 grammes ; ce qui se rapproche singulièrement du poids des mêmes organes, chez un fœtus qui a respiré. Le trou de botal n'était pas béant, les poumons étaient gorgés de sang, comme il arrive au début de l'hépatisation rouge ; enfin l'*S* iliaque contenait des matières fécales, jaunes, moulées, il n'y avait plus de méconium dans l'intestin, et l'on ne pouvait constater aucun travail d'élimination du cordon ombilical, dont la chute se prépare à partir du troisième au quatrième jour.

Nous en concluons 1.° que le fœtus a respiré ; 2.° qu'il a vécu plus d'un jour et moins de quatre ; 3.° qu'il n'a pas tété sa mère, car le lait à cette époque agit comme laxatif, et ne fournit pas des matières moulées ; 4.° qu'il a été nourri avec un aliment ayant une certaine consistance, comme le serait de la bouillie, par exemple, ou du lait de vache.

L'enfant a-t-il séjourné dans l'eau ? Combien de temps ? A quelle époque remonte la mort ? La peau est pâle ; les muscles sont décolorés sur les parties mutilées ; la putréfaction est peu avancée, la température est en moyenne, de + 10°, depuis plusieurs jours ; tout indique qu'il y a eu macération dans une eau courante. La couleur verdâtre et le *ramollissement* de la peau, paraissent dus surtout à l'exposition du cadavre à l'air, pendant les quelques jours qui se sont écoulés probablement, depuis le moment où le cadavre a été rejeté par les eaux sur la rive, jusqu'à celui où nous avons été appelés à en faire l'autopsie. L'épiderme des doigts et des mains est blanc, et se détache avec facilité.

Si nous remarquons enfin qu'un fœtus récemment mort, gagne le fond de l'eau, et ne revient à la surface, qu'au bout de cinq à six jours, nous sommes autorisés à penser, que la mort remonte à peu près à 15 jours; et que le séjour dans l'eau a pu durer de huit à dix.

La séparation des parties inférieures a-t-elle eu lieu avant ou après la mort? La séparation des parties inférieures a été opérée, au moyen d'un instrument bien affilé, agissant d'abord sur la peau de l'abdomen ; celle des parties postérieures des os et de la peau paraît avoir été faite par choc plutôt qu'en sciant, et sur un plan résistant, du bois, par exemple. Nous supposons même que l'instrument, dont on s'est servi, n'ayant pu arriver d'un seul trait à la colonne vertébrale, à cause de la résistance des os ; les circonvolutions intestinales auraient dû se précipiter par la plaie et être plus ou moins intéressées dans les sections ultérieures, si celles-ci avaient été répétées plusieurs fois dans le même sens.

Mais, comme rien de semblable n'a eu lieu, et que le gros intestin seul est coupé, au point d'union du rectum avec l'*S* iliaque, il nous est permis de penser, que le fœtus avait été placé sur le bord d'une table ou d'un billot de bois, le corps étant retenu par les jambes, de cette manière on s'explique que le poids de la tête et du tronc ayant placé le thorax dans une position déclive, les intestins aient pu se soustraire ainsi à toute lésion, puisque leur propre poids devait les refouler vers le diaphragme ; un mouvement de traction ou de torsion, a sans doute été opéré aussi, pour séparer les os et rompre les ligaments.

Si cette mutilation avait eu lieu pendant la vie, elle aurait déterminé une hémorrhagie très-considérable, et les gros vaisseaux et le cœur seraient complétement exsangues ; tandis que dans le cas présent, les cavités ventriculaires du cœur contenaient des caillots de sang noir, ayant la consistance d'une gelée de groseille : Le péricarde lui même est distendu par de la sérosité rougeâtre, et quoique la présence de ce liquide sanguinolent dans le péricarde ne puisse être expliquée rigoureusement, il n'est cependant pas impossible, qu'il se soit passé là, quelque phénomène d'endosmose et d'exosmose; c'est-à-dire, une exsudation sanguine à travers les parois du cœur.

Les poumons sont d'ailleurs pénétrés de sang : Il est vrai que le foie est peu volumineux, qu'il ne descend pas jusqu'à l'ombilic, et qu'il est plutôt de couleur ardoisée que rouge; on ne pourrait, tout au plus, tirer parti de ce fait, qu'en faveur d'une hémorrhagie par le cordon; mais cet état du foie, joint au retrait des parois des vaisseaux ombilicaux ne prouve qu'une chose (et cette preuve a sa valeur), c'est que la circulation avait cessé complétement de se faire par là, et que les poumons s'étaient emparés de leurs fonctions.

Les motifs qui précèdent nous portent à croire que le fœtus était déjà mort quand il a été coupé en deux.

A quel genre de mort ce fœtus a t-il succombé?

Est-ce à une hémorrhagie par le cordon? 1.° les mêmes raisons qui nous ont fait repousser l'idée d'une mutilation pendant la vie, l'état de maigreur du cordon, le peu de perméabilité des vaisseaux ombilicaux, ne nous permettent pas d'adopter cette manière de voir. Si le cordon ne porte ni traces d'étranglement, ni ligature, les premières ont pu disparaître par l'immersion dans l'eau, la deuxième peut très-bien s'être détachée, dans les premiers moments du séjour du fœtus dans l'eau, en supposant que l'anneau du fil serait devenu trop grand pour la portion desséchée du cordon, sur lequel il exerçait une constriction avant sa flétrissure.

2.° Les poumons sont gorgés de sang, et ils ont une apparence de tissu, analogue à celle de l'hépatisation rouge qui commence, et cet état n'est cependant pas suffisamment prononcé pour les faire immerger; ils sont pénétrés par de l'air atmosphérique.

3.° Le corps n'offre aucune trace de violence ; s'il y avait eu compression du cerveau, ces lésions seraient devenues inappréciables ; si, comme nous en avons eu un moment l'idée, ce fœtus avait été étouffé, les phénomènes cadavériques modifiées par l'immersion, laissent trop de place au doute pour que nous puissions les interpréter.

En résumé les causes de la mort nous échappent complétement.

Conclusion.

1.° Le fœtus est à terme.

2.° Il est du sexe féminin.

3.° Il a respiré.

4.° Il a vécu plus d'un jour, et moins de quatre.

5.° Il a séjourné dans l'eau 10 à 12 jours, et hors de l'eau 3 ou 4.

6.° Il a été coupé en deux après la mort.

7.° Nous ne pouvons nous expliquer sur les causes de la mort, il y a cependant quelque probabilité qu'il a péri par asphyxie.

XVIII. *Rapport sur un cas de meurtre; fracture de l'os hyoïde; traces de violences à la face et au cou; indication du nombre des meurtriers, et des moyens employés par eux pour la perpétration du crime. — Condamnation capitale.*

Nous soussignés, requis par M. Padox, juge d'instruction, à l'effet de visiter le cadavre du nommé Bombardier, que l'on suppose avoir succombé à une mort violente, nous sommes transportés à Burtoncourt et dans son habitation; arrivés sur les lieux, nous avons trouvé au rez-de-chaussée, dans une chambre dont la fenêtre donne sur la voie publique, le cadavre que nous avions à examiner.

Il reposait, enveloppé dans un drap de toile, sur un matelas que soutenaient des tréteaux.

Habitude extérieure. Le corps de cet homme, qui est seulement revêtu d'une chemise, est celui d'un vieillard qui paraît âgé de soixante-cinq à soixante-dix ans, bien conformé à l'extérieur et fortement constitué.

La peau est froide, la rigidité cadavérique est peu prononcée, ce qui peut tenir à ce que le cadavre a déjà été remué, et transporté du premier étage de la maison, dans la chambre du rez-de-chaussée. Il ne présente en aucun point de sa surface, de tache indiquant un état de putréfaction appréciable; en sorte que nous sommes portés à penser, en tenant compte de la température atmosphérique de ces jours derniers, que sa mort ne remonte pas à plus de quarante-huit à soixante heures. Le ventre est légèrement distendu par des gaz intestinaux, et offre une hernie inguinale droite, qui n'étant maintenue par aucun bandage, fait saillie sous la peau. La verge, de couleur bleuâtre, laisse échapper par l'urètre un fluide blanchâtre. Sur l'invitation de M. le juge d'instruction, nous en recueillons autant que nous le pouvons, sur un morceau de linge blanc, afin d'apprécier ultérieurement, par les procédés chimiques et physiques, la nature de ce fluide.

Tête. Le crâne recouvert de cheveux gris, assez abondants, présente au point de réunion du pariétal, du frontal et du temporal droit, une plaie contuse, ayant la forme et les dimensions d'une lentille. En avant et du même côté, nous observons sur le tragus, éminence de l'oreille, une ecchymose ayant un centimètre de longueur, et sur l'anthélix trois excoriations, avec ablation de l'épiderme, de grandeur moindre que la précédente.

La face est vultueuse, son expression indique que les derniers moments de la vie n'ont pas été calmes; les yeux font saillie sous les paupières; les pupilles sont considérablement dilatées.

Le nez est devié de droite à gauche, et avec tant de force, que l'ouverture de la narine droite est presque entièrement effacée, la lèvre inférieure est portée dans le même sens. Sur la peau qui recouvre la pommette droite, nous constatons une première excoriation inférieure, ayant deux centimètres de longueur, sur cinq à six millimètres de largeur, et bifurquée inférieurement; une seconde excoriation, située au-dessous de l'angle externe de l'œil droit, à concavité externe, s'accordant parfaitement à la courbure d'un ongle. Entre ces deux lésions, existent de petits épanchements sanguins, au nombre de six ou sept, de la dimension d'une lentille, placés les uns en dehors, les autres en dedans de la petite plaie qui avait la forme d'un croissant. Nous remarquons à la commissure droite des lèvres, trois excoriations linéaires, parallèles et horizontales, ayant une longueur de deux centimètres et demi, la supérieure et l'inférieure sont représentées par un sillon qui intéresse le derme, la troisième n'est qu'une excoriation, sans altération des couches profondes de la peau. Au-dessous de l'excoriation inférieure, dont il vient d'être question, et près de la partie externe, parallèlement au rebord du maxillaire inférieur, on voit un sillon de couleur rougeâtre, se bifurquant inférieurement et en avant, depuis le trou mentonnier, jusqu'à un centimètre de la symphyse du menton. Ce sillon ressemble à une égratignure.

Sur le sillon médian de la lèvre inférieure qui est tuméfiée, nous observons une plaie contuse de sept millimètres en tous sens, qui a du donner lieu à l'écoulement d'une certaine quantité de sang, en raison de la vascularité de cette région et de la profondeur à laquelle cette plaie pénètre dans les chairs.

Plus bas, à l'endroit où la peau de la lèvre semble se confondre avec la muqueuse buccale, existe une petite plaie, commençant en dedans par une égratignure, se terminant en dehors, par deux sillons linéaires peu profonds.

En écartant les mâchoires et en soulevant la langue qui est placée derrière les alvéoles dentaires, nous constatons la présence de trois épanchements sanguins situés, l'un audedans de la commissure droite des lèvres, les deux autres de chaque côté du frein de la langue. Ces trois dernières lésions paraissent être le résultat de la pression de la muqueuse labiale et buccale, contre les débris de quelques dents qui garnissent imparfaitement le devant des mâchoires.

Sur la peau de la lèvre inférieure et à gauche, près de la plaie qui avoisine le sillon médian, nous voyons une excoriation linéaire à concavité inférieure, longue de quatre centimètres, qui s'étend jusque vers le trou mentonnier; plus en dehors à la commissure gauche, existe une autre petite plaie contuse, de laquelle naît une égratignure semblable à la précédente, ayant comme elle quatre centimètres de longueur, mais présentant en outre plusieurs petites ecchymoses voisines de sa partie externe.

Au-dessous de la commissure gauche, et à trois centimètres de ce point, nous constatons une excoriation d'un demi centimètre en tous sens. En arrière et au-dessous de l'oreille gauche, près de l'angle du maxillaire inférieur, il existe une ecchymose placée au-devant d'une petite plaie contuse.

En résumé, il existe sur le cuir chevelu, sur l'oreille droite, sur le menton, sur les lèvres, dans la bouche et sur le côté gauche de la face, de nombreuses excoriations, plaies contuses, ecchymoses qui établissent la conviction que des violences ont été exercées sur la personne de Bombardier.

Nous remarquons que dans toutes les plaies qui existent à la face, il ne se trouve pas de sang coagulé; ce qui ne peut s'expliquer qu'en admettant que la face a été lavée après la mort.

Cou. Le cou ne présente aucune trace de sillon, indiquant qu'un lien ait été appliqué sur cette partie. Mais, au niveau du bord antérieur du muscle trapèze droit, nous observons une ecchymose, qui semble avoir été produite par la pression d'un doigt et de son ongle, l'épiderme seul est enlevé. Plus en avant et à des hauteurs différentes, la partie latérale droite du cou, présente dix ou douze autres ecchymoses de longueur et de formes diverses, qui sont accompagnées d'excoriatión de l'épiderme. Au côté gauche du cou, et au même niveau que du côté droit, existent des ecchymoses au nombre de huit à neuf de même aspect que celles situées à droite. Elles occupent le centre de dépression de la peau, et indiquent que le cou a été comprimé en divers sens, comme cela pourrait avoir lieu, au moyen des doigts d'une main qui aurait comprimé chaque côté du larynx, et non la partie antérieure de cet organe, dont la peau n'offre en ce point aucune lésion appréciable.

En comprimant nous-mêmes le larynx, nous constatons que le cartilage thyroïde, ordinairement ossifié complètement chez les hommes de l'âge de Bombardier, avait une certaine élasticité qui permettait de rapprocher ses deux lames l'une de l'autre, de déterminer par conséquent l'oblitération de la glotte, et d'empêcher, par suite, l'introduction de l'air dans les voies aériennes. Ce rapprochement ne peut avoir lieu, sur un cartilage thyroïde ossifié en grande partie, que lorsqu'on a une première fois vaincu la résistance, que produit cette ossification. Les deux cornes de l'os thyroïde sont également susceptibles d'un rapprochement considérable.

Membres thoraciques. Les épaules, les bras, les avant-bras, les poignets, ne présentent aucune trace de violences; sur le dos du premier métacarpien du pouce de la main droite, existe une petite tache de sang. On voit, sur la face dorsale de la main gauche, une large ecchymose violacée, déprimée au centre, de forme arrondie, ayant cinq centimètres dans son plus grand diamètre. Elle a évidemment été produite par la pression considérable d'un corps dur et arrondi.

Membres pelviens. Le dedans des cuisses et leur partie postérieure, sont sillonnées de marbrures cadavériques. La partie externe et inférieure du genou droit, offre vers la tête du péroné une excoriation. Au membre gauche, au-dessous de la tubérosité interne du tibia, il existe une excoriation semblable à la précédente, et ayant, comme elle, un centimètre et demi d'étendue dans tous les sens.

Partie postérieure du tronc. Comme la partie interne des cuisses, la partie postérieure du tronc est parsemée de marbrures cadavériques ; on n'y voit ni excoriations, ni plaies, ni contusions, ni dépressions.

Nous ferons observer ici, comme nous l'avons fait pour la tête, qu'il existe sur le cou, à la partie supérieure de chaque jambe et sur le dos de la main gauche, des plaies et des contusions, qui ont été occasionnées par des violences extérieures.

Tête. Le cuir chevelu a été incisé depuis la racine du nez, jusque vers la première vertèbre, et renversé de chaque côté des tempes, de manière à ce qu'on pût examiner la face interne des tégumens et les parois osseuses du crâne. Cette incision a donné lieu à un écoulement de sang assez abondant, cette face interne et les os ne sont le siége d'aucune altération.

A l'ouverture du crâne, qui a été faite au moyen de la scie, il s'est écoulé une certaine quantité de sang noir, fluide; tous les vaisseaux des enveloppes cérébrales en sont gorgés et donnent à la dure-mère un aspect bleuâtre très-prononcé; l'incision de cette membrane parallèlement à sa faulx, donne lieu à un nouvel écoulement de sang, dont la quantité, ajoutée à celle provenant de l'incision des téguments crâniens, et de l'ouverture du crâne elle-même, peut être évalué à cinq ou six cents grammes

Les méninges sont considérablement épaissies ; cet épaississement, qui est général, est dû à l'existence d'une fausse membrane, produite par une inflammation chronique. Cependant du côté droit, cet épaississement est plus considérable qu'à gauche. Sous la pie-mère et dans le voisinage de la grande scissure cérébrale, existe un liquide gélatiniforme. La substance cérébrale est jaune, atrophiée, et l'atrophie paraît porter surtout sur la substance blanche, car la grise a, d'une manière bien sensible, plus d'épaisseur que dans l'état normal. Nous ne rencontrons point de sérosité dans les ventricules, ni d'altération dans les corps striés et les couches optiques. Les plexus choroïdes sont très-injectés, et renferment, à leur partie postérieure, cinq à six vésicules que nous avons reconnues plus tard, être des vers vésiculaires, (acéphalocystes de Laënnec). Les glandes de Pacchioni ont acquis un grand développement; le cervelet est sain.

Cou. Par une incision de la peau, étendue depuis la symphyse du menton, jusque vers le sternum, nous avons mis à nu les parties qui recouvrent l'os hyoïde, le corps thyroïde, le larynx, la trachée-artère, et nous avons observé au niveau du cartilage thyroïde et à droite, une ecchymose profonde, avec épanchement, rougeur, autour et dans l'épaisseur du muscle thyro-hyoïdien. Cette ecchymose qui a trois centimètres, dans son plus grand diamètre, ne correspond à aucun signe extérieur de violence sur la peau, et provient de la forte compression qu'a dû subir le muscle thyro-hyoïdien, sur le cartilage thyroïde, dont la résistance a déterminé l'attrition de ce muscle.

A gauche, et au niveau de la grande corne de l'os hyoïde, existe une ecchymose profonde, sans altération extérieure de de la peau correspondante, avec épanchement sanguin, analogue au précédent, et déterminé également par la pression des parties musculaires qui sont en rapport avec cette portion osseuse.

La grande corne de l'os hyoïde est luxée, à son point d'union avec le corps de l'os hyoïde; aussi dans le but d'annexer à notre rapport cette pièce importante, l'un de nous a-t-il, le surlendemain de notre première visite, sollicité de M. le juge d'instruction, une ordonnance qui l'autorisât à faire exhumer le cadavre de Bombardier, pour enlever cette pièce et la soumettre à une macération qui permit de faire voir exactement la lésion dont elle est le siége. Le larynx, la trachée artère ont été incisés par leur partie postérieure; fendus dans le sens de leur longueur, ils présentent un aspect gris rougeâtre.

Poitrine. Les poumons ne remplissent pas entièrement la cavité thoracique, leur tissu est compacte, gorgé d'un sang noir, surtout à leur partie postérieure. En les comprimant après les avoir coupés en plusieurs morceaux, on en fait exsuder une écume sanguinolente, leur partie antérieure renferme moins de sang que la postérieure, mais cependant en plus grande quantité, que chez les personnes qui ont succombé, à la suite de toute autre maladie, qu'à une congestion pulmonaire ou à une asphyxie. Le cœur est énorme, ses parois gauches sont atteintes d'une hypertrophie concentrique très-prononcée; ses parois droites sont amincies; les cavités ne renferment point de sang, soit fluide soit en caillot, les parois internes gauches et droites offrent une couleur rougeâtre. L'aorte thoracique est vide, les veines caves supérieures et inférieures renferment beaucoup de sang noir.

Abdomen. Le foie a le volume ordinaire, la consistance et la couleur normales; la vésicule biliaire est vide, la rate gorgée de sang est ramollie. L'estomac ne contient aucun aliment solide ou liquide, il ne dégage aucune odeur alcoolique; il est tapissé par une couche blanche de chyme, et présente au-dessous des traces d'une gastrite chronique, autant qu'on peut en juger par la coloration ardoisée de la muqueuse, et la présence d'un lacis de vaisseaux rouges, entrelacés, vus par transparence. Le péritoine est sain, sans congestion sanguine apparente, il en est de même des intestins dont la couleur est naturelle.

Main gauche. Nous avons trouvé immédiatement sous la peau qui recouvre le dos de la main, un vaste épanchement sanguin, qui enveloppe les muscles de cette région, dont le tissu cellulaire était désorganisé, par suite de la compression qu'il a éprouvée sur les os métacarpiens. Cette collection de sang correspondait exactement à la large plaque ecchymosée que nous avons décrite.

Conclusions. 1.° La mort de Bombardier ne date pas de plus de quarante-huit à soixante heures.

2.° Cet homme devait manifester pendant sa vie des aberrations dans les facultés intellectuelles; cette opinion repose sur les altérations pathologiques, que nous avons constatées dans le cerveau et ses enveloppes.

3.° La mort n'a pas été le résultat d'un suicide, car un suicide par strangulation, à l'aide des mains seules, est impossible. Il arrive nécessairement un moment où la force musculaire et la vie prête à s'éteindre, ne permettent plus aux mains de continuer la constriction de la gorge, alors l'air pénètre dans les poumons, la circulation se rétablit, et celui qui voulait se suicider revient à la vie.

4.° La mort a été violente.

5.° Elle a été le résultat d'un obstacle apporté à l'introduction de l'air, dans les voies aériennes.

6.° Cet obstacle est résulté de l'occlusion de la bouche et

du nez, de la constriction de la glotte, par suite de pression exercée sur les parties latérales du larynx. L'asphyxie est prouvée par l'état vultueux de la face et la saillie des globes oculaires, par la congestion pulmonaire, l'engorgement des veines caves, la couleur noire du sang, sa non coagulation, la plénitude des veines de la dure-mère, la couleur du larynx et de la trachée-artère. Si le cœur ne contenait ni sang liquide ni caillot, cela s'explique par la grande quantité de sang qui s'est écoulé, lors de l'ouverture du crâne. La mort violente est prouvée, par la déviation du nez et de la lèvre inférieure qui est manifestement le résultat d'une pression exercée pendant la vie; par les ecchymoses de la langue, par celles voisines du larynx, par la luxation de la grande corne de l'os hyoïde, par l'élasticité inaccoutumée à cet âge du cartilage thyroïde, par l'épanchement sanguin et l'attrition des muscles qui environnent le cartilage thyroïde. On trouve encore la preuve que la mort a été violente, dans les excoriations et égratignures que nous avons observées à la face, et qui ont été produites pendant la lutte qu'a dû soutenir Bombardier. La large ecchymose qui existait sur le dos de la main gauche, fortement comprimée par l'action d'un corps orbe, tel que le genou par exemple, qui aurait fortement appuyé sur cet organe, vient encore corroborer cette opinion. Enfin la présence des deux excoriations que nous avons signalées aux deux jambes, est encore une preuve à l'appui de la violence de la mort.

7.° L'absence de lésions à la partie postérieure du tronc indique que la mort a été donnée, le corps reposant sur un plan mou. Il nous reste maintenant à résoudre la question de savoir, si la mort de Bombardier a été donnée par un ou plusieurs individus, et comment on s'y est pris, pour accomplir ce crime; on comprend que ces questions ne peuvent être résolues par nous d'une manière absolue. Nous ne pouvons qu'établir des présomptions, fondées non-seulement sur les lésions trouvées sur la surface du corps de la victime, mais encore sur des considérations tirées de la situation du lit, dans lequel était couché Bombardier, et de l'examen des pièces accessoires qu'on a mises à notre disposition. Il est très-probable que deux individus au moins ont cooporé à la perpétration du crime. On comprend difficilement, en effet, qu'un seul individu puisse déterminer le genre de mort, auquel a succombé Bombardier, qui, malgré son âge, devait jouir encore d'une grande force musculaire, car c'était un homme fortement constitué, et chez lequel les saillies musculaires étaient parfaitement dessinées. Il serait à la rigueur possible, cependant, que Bombardier, attaqué pendant son sommeil, eut fini par succomber sous l'effort d'un seul individu; mais alors l'instinct puissant de la conservation et les premières atteintes de l'asphyxie auraient doublé ses forces, et il se serait nécessairement établi entre lui et son aggresseur, une lutte terrible qui aurait dû laisser des traces sur ce dernier. Nous pensons qu'il a fallu qu'un assassin se chargeât de concourir à maintenir la victime, pendant que l'autre était occupé à l'étouffer à l'aide de ses mains, dont l'une comprimait le larynx, tandis que l'autre était appliquée sur le nez et la bouche. Dans cette position, Bombardier cherchant, par des mouvements brusques de la tête, à se soustraire aux mains qui l'étouffaient, a forcé l'assassin à s'arc-bouter plus énergiquement, et c'est ainsi qu'on s'explique les nombreuses égratignures et les excoriations que nous avons constatées sur la face et le cou. Ce sont ces écorchures qui ont fourni le sang qui a taché les pièces, dont nous avons à faire l'examen chimique, et si la face de Bombardier n'en était pas souillée, lorsque nous l'avons examinée, c'est parce qu'elle a été lavée après la mort; car nous n'avons pas trouvé de sang coagulé à la surface des plaies nombreuses du visage et du cou. Nous croyons donc que deux individus ont coopéré à la mort de Bombardier, et que l'un était chargé de le maintenir, pendant que l'autre l'étouffait.

Les pièces dont M. le juge d'instruction nous a chargés de faire l'examen physique, afin de voir si nous ne pourrions pas y puiser quelques renseignements, sur l'attitude que les assassins ont dû prendre, pour consommer leur crime, sont représentés par :

1.° Un panneau du lit où était couché Bombardier, et correspondant à sa tête. Cette partie du bois de lit présente de chaque côté et au niveau du chevet, un grand nombre de taches, sous forme de gouttelettes, et de plus du côté droit et à environ dix centimètres du haut du panneau, et dans l'angle de réunion du montant et de la planchette transversale, une plaque rougeâtre, correspondant assez bien à l'impression d'un doigt.

2.° Une taie de traversin, présentant des taches nombreuses dont beaucoup paraissent être du sang.

3.° Un drap de lit servant habituellement à renfermer un édredon; il est aussi maculé dans beaucoup d'endroits.

4.° Un pantalon qui offre, sur la partie correspondante à la fesse, une tache qui paraît être due à du sang.

5.° Un bonnet piqué de femme présentant, surtout à droite, un nombre considérable de taches de sang.

Les nombreuses taches qui existent sur ces diverses pièces paraissent avoir été produites par du sang pour la plupart ; et leur aspect physique seul suffirait presque pour l'affirmer, si toutes les conclusions de ce rapport, dont nous comprenons toute l'importance, ne devaient pas être appuyées de preuves péremptoires. Aussi, avons-nous réclamé de M. le juge d'instruction, la mission d'en faire l'examen chimique et microscopique, dont les résultats seront consignés dans un rapport circonstancié qui viendra corroborer les opinions formulées dans celui-ci, dont la remise nous a été réclamée le plus promptement possible.

Cependant en raisonnant dans l'hypothèse que ces taches sont produites par du sang, et en tenant compte des renseignements suivants que nous avons pris sur les lieux, savoir : que Bombardier a été trouvé mort, au premier étage de sa maison, dans un lit situé à gauche de la porte, par laquelle on pénètre dans sa chambre, le côté gauche de ce lit correspondant à la muraille, le côté droit voisin de la porte. On pourrait penser qu'un des assassins, étant monté sur le lit, a appliqué une de ses mains sur la bouche et le nez, l'autre sur le cou de la victime; que dans cette position, son genou droit a fixé la main gauche de Bombardier, sur le plan du lit, le pied droit placé entre les jambes de la victime, de manière à produire avec la semelle du soulier, l'excoriation remarquée au-dedans du genou gauche, et le pied gauche correspondant à l'excoriation de la partie externe de la jambe droite. L'autre individu se serait alors emparé de la main droite de Bombardier, et en admettant que la coiffe qui nous a été représentée, ait été portée par ce complice, on comprendrait que les taches de sang, qu'on y remarque sont le résultat d'un contact momentané, qui aurait eu lieu entre ce vêtement, et la face de la victime, dans un moment où le complice aurait perdu l'équilibre par l'effet de la lutte.

L'ordonnance citée en tête du rapport précédent nous a chargés de visiter les nommés André Willaume, Elisabeth Bombardier, Françoise Willaume, François Willaume à l'effet de rechercher, s'il n'existe pas sur leur corps, des traces de violence indiquant une lutte récente, ou des plaies ayant pu fournir récemment une certaine quantité de sang. Sur notre invitation les susnommés se sont déshabillés complètement et à l'aide d'une lumière artificielle, car la nuit était venue, nous avons examiné successivement et avec la plus scrupuleuse attention toutes les parties du corps de ces différentes personnes. En aucun endroit nous n'avons trouvé ni taches de sang, ni excoriations, ni plaies, ni contusions.

Les mains, sur lesquelles le magistrat nous avait engagés à porter un examen très-attentif, ne portent aucune égratignure, ni aucune excoriation, nous n'avons pas trouvé de sang sous la concavité des ongles, ni sous l'épiderme qui recouvre le pourtour de leur convexité.

Nous avons donné ce rapport dans son entier, en nous abstenant toutefois d'indiquer les expériences chimiques que nous avons faites, pour déterminer la nature des taches trouvées sur les vêtements de la femme Willaume et sur les draps du lit de Bombardier. Ces taches étaient formées par du sang. Les conséquences graves qui découlaient de ce rapport, nous imposaient le devoir d'être plus que jamais d'une circonspection extrême. Il nous fallait, non-seulement, résoudre la question de savoir, si le père Bombardier avait succombé à une mort violente; mais encore nous prononcer sur le nombre des assassins. La dernière de ces deux questions était évidemment la plus délicate, et celle pour la solution de laquelle, tous les renseignements avaient pour nous leur importance. A ce moment, nous ne savions rien et nous n'avions qu'un cadavre, *déjà déplacé*, à examiner.

Il ne sera pas inutile aujourd'hui de rappeler sommairement les circonstances, relatives à cette importante affaire, qui s'est terminée par une condamnation capitale.

Le 23 janvier 1846, nous partîmes pour Burtoncourt,

et M. Padox, juge d'instruction, nous remit un rapport fait par le docteur Ving. Ce médecin qui, le premier, avait été appelé sur les lieux, par M. le maire (dont cette mort subite avait éveillé les soupçons), conclut aussitôt à une mort violente, tout en s'abstenant de procéder à l'autopsie, sans y être invité par M. le juge d'instruction.

Le vieux Bombardier habitait la maison de son gendre Willaume et de sa fille. Tout le pays savait que ce vieillard, dont la femme était morte aussi, subitement quelques années avant, n'était pas heureux dans ses relations de famille, que sa fille et son gendre l'avaient souvent maltraité; quelques voisins avaient même entendu Bombardier manifester plusieurs fois la crainte de mourir empoisonné.

Il couchait dans une chambre, située au premier étage, et donnant sur la rue, il fallait pour y arriver, traverser le rez-de-chaussée, situé au-dessous, et passer à côté du lit des époux Willaume. Cette chambre de Bombardier était séparée par une cloison en planches, d'un cabinet où couchait la fille Willaume, âgée de huit ans. Pendant la nuit du crime, on y avait vu de la lumière, ce qui n'avait jamais été remarqué à aucune époque. La mort de Bombardier devait apporter aux époux Willaume quelques avantages pécuniaires; il s'agissait d'une somme de sept ou huit mille francs.

Avant et après l'autopsie, qui nous a fourni les résultats que nous avons fait connaître, tous ces soupçons, tous les détails relatifs au caractère accoutumé de violence du fils Willaume, à l'intérêt qui devait résulter pour lui de cette mort, nous étaient parfaitement inconnus; cependant, M. le juge d'instruction fit procéder immédiatement à l'arrestation des époux Willaume, qui furent conduits à l'auberge. Nous fûmes chargés par ce magistrat, de les visiter avec la plus scrupuleuse attention; le résultat de cette visite fut absolument négatif. Willaume était jeune, il avait dans son physique, sa physionomie et dans ses manières, une certaine distinction qu'on remarque au village; il s'est prêté à cette visite avec empressement; rien chez lui n'annonçait le moindre trouble, et ses traits sont restés calmes. A côté de lui, sa femme accroupie sur le sol, allaitait un gros garçon de quinze mois; ce qui, pour nous, semblait témoigner que tous deux étaient étrangers à ce crime. Il avait été commis dans la nuit du jour précédent.

Ils n'en furent pas moins amenés à Metz, et quand la femme Willaume fut séparée de ses enfants, son premier soin avant son départ, fut, non de les embrasser, mais de courir vers une glace, dans une chambre voisine, pour ajuster sa cornette et lisser ses cheveux. Cet acte insignifiant en apparence, qui met en regard dans une femme au physique repoussant, d'un côté, le désir de plaire à des gendarmes, de l'autre une sécheresse d'âme peu commune, fit impression sur tous ceux qui en furent témoins.

Le magistrat instructeur ne s'était pas trompé, il avait mis le doigt sur les assassins, sans avoir encore recueilli les preuves de culpabilité qui n'arrivent que rarement avant l'arrestation des coupables.

C'est alors que, livrés à nous-mêmes, nous fûmes obligés de tirer de tous les désordres que nous avions notés pendant l'autopsie, des conséquences rigoureuses.

Afin de suppléer à l'obscurité d'une description écrite, nous avions retracé au crayon les traits du cadavre; et toutes les ecchymoses, représentées plus tard avec leur coloration propre, donnérent à cette figure une ressemblance telle avec Bombardier, que sa fille en fut frappée.

Il était facile de conclure des traces de violence, qu'il y avait eu crime; peut-être, la rougeur observée dans le larynx et la trachée, pouvait-elle avoir pour cause l'usage de liqueurs alcooliques. Ce phénomène, quoiqu'il ait été réuni à d'autres lésions, desquelles nous avons conclu, qu'il y avait eu asphyxie, a été cependant apprécié à sa juste valeur; mais la vaste ecchymose occupant les muscles du cou, et qu'on ne voyait pas sur la peau, l'os hyoïde, pièce importante que nous avons été obligés d'aller chercher, pour pouvoir au besoin démontrer sa rupture, étaient des preuves irréfutables de mort violente. On ne saurait (nous ne nous lasserons jamais de le répéter), on ne saurait prendre trop de précaution, pendant une autopsie, pour noter exactement ce qu'on voit; et tout prévenus que nous sommes de l'importance de l'opinion que nous émettons, chaque intervention de notre part dans les affaires où il y a eu violence sur les personnes, n'en apporte pas moins pour nous son tribut d'expérience.

Ces écorchures de l'épiderme situées l'une en dedans, l'autre en dehors des genoux, cette impression digitale ensanglantée sur le bois du lit, cette coiffe tachée de sang, sur laquelle semblaient s'être imprimées les blessures de la face de la victime, nous ont mis sur la voie pour déterminer comment la mort avait été donnée.

Nous revenons trop, peut-être, sur notre explication, mais si, à l'époque où ces débats ont eu lieu, il ne nous a été donné de l'exprimer qu'avec une extrême réserve, qu'il nous soit permis de dire aujourd'hui qu'elle a produit une impression profonde sur les époux Willaume.

Après leur condamnation, les preuves arrivèrent de tous côtés: l'un savait où avaient été portés et lavés les vêtements ensanglantés, l'autre avait entendu des gémissements pendant la nuit du crime, etc., et beaucoup d'habitants du village qui, jusqu'alors, avaient dit de Willaume, qu'il était bon, ne manquèrent pas alors de trouver dans sa figure les traits d'un homme enclin au crime, tant est mobile l'opinion de la foule. Le seul homme qui dans cette affaire a deviné le crime, sous le masque immobile des accusés, qui n'a cessé de penser un instant, qu'il avait sous la main les vrais coupables, qui enfin, a fait preuve d'une perspicacité peu commune, nous disait bien que cette raideur, cette tenue froide d'accusé n'était qu'une énergie d'emprunt. En effet, cette impassibilité apparente de Willaume, qui ne s'est jamais démentie aux débats, ni devant la saisissante peinture du crime, au moment de sa perpétration, faite par M. Preux, alors procureur-général à Metz; ni devant la défense éloquente aussi, présentée par M. Briard, alors que tous les accusés qui se raidissent ordinairement, lorsque le ministère public déroule les charges qui pèsent sur eux, pleurent ou sont émus, au moins lorsque leurs défenseurs cherchent à faire prévaloir leur innocence; cette impassibilité, disons-nous, faisait place à une détente générale, à une prostration universelle, quand Willaume arrivait sur le seuil de la prison.

Malgré le talent remarquable du défenseur, les accusés furent condamnés : Willaume aux travaux forcés à perpétuité, et sa femme au supplice des parricides. Celle-ci s'écria, à son retour à la prison : « ils sont donc sorciers ces médecins ! » Plus tard, nous avons revu la femme Willaume dans sa prison, elle nous a fait vingt fois l'aveu de son crime, en ajoutant que tout s'était exactement passé comme nous l'avions dit.

La responsabilité qu'assume sur lui le médecin, est tellement grave, lors même qu'il agit avec la plus scrupuleuse droiture, en racontant les faits qu'il a vus, qu'on ne doit pas être étonné de nous entendre dire, que nul peut-être n'a recueilli avec plus d'avidité que nous, l'aveu qui prouvait que nous ne nous étions pas trompés.

Cette malheureuse qui n'était, d'ailleurs, qu'une brute *au moral,* périt à Metz, en présence d'un concours immense de personnes, et quoique la peine de mort ne soit plus dans nos mœurs, puisque les échafauds même recherchent la solitude, et se dressent aux heures où la population repose, les femmes, avides de ce spectacle, ne se faisaient pas moins remarquer et par leur nombre et par leur assiduité habituelle.

Ici, se termine la tâche que nous nous sommes imposée. Quelqu'imparfait que soit ce travail, nous n'hésitons pas à le livrer à la publicité et par conséquent à la critique. Nous croyons être entrés dans une voie nouvelle et féconde en résultats pour la médecine légale, nous espérons que notre exemple trouvera des imitateurs en France, parmi les médecins appelés auprès des tribunaux, et sous les yeux desquels passent tant de faits remarquables et généralement perdus pour la science.

Nota. Nous n'avons pas cru nécessaire de rapporter les procès-verbaux que nous avons dressés à l'occasion des taches de sang et de sperme, dans l'affaire Bombardier, parce qu'ils n'ont d'intérêt qu'au point de vue chimique, et qu'ils ont la plus grande analogie avec les faits publiés dans cette revue, sous les n.os VII et VIII.

www.ingramcontent.com/pod-product-compliance
Ingram Content Group UK Ltd.
Pitfield, Milton Keynes, MK11 3LW, UK
UKHW021102260726
13994UKWH00002B/656

9 782329 392127